# LE « TOURISME D'ASSISTANCE »
# DES USAGERS DE DROGUES

ISBN : 2-7475-4401-X

Bernard BERTRAND

# LE « TOURISME D'ASSISTANCE » DES USAGERS DE DROGUES

## *Vers l'ouverture d'une salle d'injection à moindre risque*

*Recherche dirigée par Christian MOECKLI, lic.ès.sc.pol., NDS UF. Directeur du Drop-in de Bienne et ancien directeur du Bureau Suisse Réduction des Risques de l'œuvre suisse d'entraide ouvrière O.S.E.O, Fribourg.*

**Avec le soutien de**

L'association d'auto-support L.U.D.I.C.
L'association AIDES
L'association ARGILE
La Direction Départementale des Affaires Sanitaires et Sociales du Haut-Rhin

**L'Harmattan**
5-7, rue de l'École-Polytechnique
75005 Paris
FRANCE

**L'Harmattan Hongrie**
Hargita u. 3
1026 Budapest
HONGRIE

**L'Harmattan Italia**
Via Bava, 37
10214 Torino
ITALIE

*à Sylvie,*

*Julie, Carole et Valérie.*

**Mes remerciements pour leur précieuse collaboration à :**

M. Gérard PIGAULT, Directeur des Hautes Etudes des Pratiques Sociales à l'Université Marc Bloch, Strasbourg ;
M. Michel FONTAINE, Responsable de formation D.H.E.P.S. à l'Ecole romande de soins infirmiers de la Croix-Rouge suisse, La Source, Lausanne (Suisse) ;
M. Henri VEILLE GROSJEAN, Conseiller de recherche, Strasbourg ;
Mme Anne-Catherine GRABER, Conseillère de recherche, Lausanne.

**Ainsi qu'à :**

Mme le Dr BARA, Médecin Inspecteur de Santé Publique, D.D.A.S.S. du Haut-Rhin ;
M. le Dr HAEGY, Chef de service, Service d'accueil des Urgences des Hôpitaux Civils de Colmar ;
M. le Dr WEIBEL, Chef de service, Psychiatrie générale Secteur de l'Ill (7), Centre Hospitalier de Mulhouse ;
Mme le Dr DARREYE, E.C.I.M.U.D., Centre Hospitalier de Mulhouse ;
M. le Dr TREMEAU, Médecin Psychiatre, C.S.S.T. Alter Native, Mulhouse ;
M. le Dr LEROY, Médecin, Boutique Bémol/ARGILE, Mulhouse ;
M. le Dr FRANCK, C.S.S.T. Le Cap, Mulhouse ;
Mme DILLMANN, Infirmière, Boutique Bémol/ARGILE, Mulhouse ;
M. LEGO, Docteur en Pharmacie, Pharmacie Centrale LEGO, Mulhouse ;
Melle APPOLINAIRE, Assistante de service sociale, E.C.I.M.U.D., Centre Hospitalier de Mulhouse ;
Mme INGOLD, Educatrice spécialisée, ARGILE, Mulhouse ;
M. AJENJO, Président, Association LUDIC, Mulhouse ;
Aux intervenants de Trait d'Union, AIDES, Mulhouse ;
Aux membres du Comité d'Ethique du Centre Hospitalier de Mulhouse ;

Aux intervenants des Gassenzimmer Spitalstrasse (I) et Riehenring (II), Bâle (Suisse) ;
M. PETER, Sous-directeur, Gassenzimmer K&A, Bâle ;

Melle BURG, Intervenante, Gassenzimmer K&A, Bâle ;
M. SPOR, Sociologue, Drogenhilfezentrum, Sarrebruck (Allemagne) ;
Melle GEENSE, Chargée de recherche, Institut Universitaire de Médecine Sociale et Préventive, Lausanne ;

… et à toutes celles et ceux qui ont apporté leur soutien et leur aide.

Merci pour votre disponibilité.

En tant qu'auteur, je tiens tout particulièrement à remercier Christian MOECKLI du Drop-in de Bienne qui m'a accompagné tout au long de cette recherche, les associations ARGILE et AIDES qui m'ont permis de la réaliser, la D.D.A.S.S. du Haut-Rhin qui m'a apporté son soutien et aux usagers de drogues qui ont accepter d'y participer.
Pour terminer, je tiens à remercier Corinne VAUDRY qui m'a aidé pour les différentes traductions d'allemand ainsi que Sylvie BIZART, Christiane DILLMANN et Christian VERGER pour avoir corrigé mes imperfections de la langue française.

# SOMMAIRE

**AVANT-PROPOS** ........ **13**
**INTRODUCTION** ........ **15**
**METHODOLOGIE** ........ **23**

**PREMIERE PARTIE**
**CONDITIONS D'INJECTION DANS LE HAUT-RHIN** ........ **29**
I. CONTEXTE ........ 31
II. SITUATION DE VIE, CONSOMMATION ET RISQUES CHEZ LES USAGERS DE DROGUES FREQUENTANT LES STRUCTURES A BAS SEUIL D'ACCES DU DEPARTEMENT DU HAUT-RHIN ........ 43
III. L'ORDRE PUBLIC ........ 69
IV. SYNTHESE DES CONDITIONS D'INJECTION DANS LE HAUT-RHIN ........ 83

**DEUXIEME PARIE**
**STRUCTURE OFFRANT UN LOCAL D'INJECTION A MOINDRE RISQUE** ........ **87**
I. OBJECTIFS ........ 89
II. SITUATION GEOGRAPHIQUE, HISTORIQUE, FONCTIONNEMENT ET DESCRIPTION DE LA SALLE D'INJECTION A MOINDRE RISQUE ........ 91
III. PERCEPTIONS DE L'UTILITE D'UNE STRUCTURE A BAS SEUIL D'ACCES AVEC SALLE D'INJECTION A MOINDRE RISQUE ........ 99
IV. DROIT FRANCAIS CONCERNANT LES STRUCTURES A BAS SEUIL D'ACCES AVEC SALLE D'INJECTION A MOINDRE RISQUE ........ 105
V. SYNTHESE ET DISCUSSION ........ 109

**CONCLUSION** .......... **113**
**BIBLIOGRAPHIE** .......... **117**
**GLOSSAIRE** .......... **125**
**ANNEXES** .......... **133**
**TABLE DES MATIERES** .......... **181**
**ADRESSES** .......... **185**

# AVANT-PROPOS

La France a connu à partir du 19ème siècle, quatre vagues importantes de consommation de drogues que les médecins hygiénistes de cette époque ont appelées "épidémie". La première eut lieu en 1880 avec la morphine, puis l'opium, la cocaïne au début du 20ème siècle et enfin l'héroïne à partir des années 1970. C'est en 1916, au moment de l'épidémie de cocaïne que le législateur français met en place le premier dispositif prohibitionniste et interdit en outre la consommation en public de drogues.

Le 31 décembre 1970, en s'appuyant sur la Convention unique de 1961, le législateur vote une loi condamnant l'usage simple de tous les stupéfiants (Article L.3421-1 du Code de Santé Publique).[1] Le rapport Trautman souligne à ce propos que "la France devient le seul grand pays européen [...] à adopter une attitude aussi radicale d'un interdit complet de la consommation de tous les produits classés comme stupéfiants."[2] Les sanctions encourues vont d'une mesure de "rappel à la loi" (Article 41-1 du Code de la Procédure Pénale) à une peine correctionnelle d'un an d'emprisonnement et d'une amende de 25 000 F. Peu de temps après, elle interdit également la vente libre des seringues (Décret n°72-200 du 13 mars 1972). A partir de ce moment, la répression devient la réponse principale à la consommation de stupéfiants. Comme le note Aliou Sèye, "lorsque les drogues sont identifiées à un "mal absolu" et que les usagers ne sont perçus qu'à partir des substances toxiques qu'ils utilisent, on se trouve en face d'une assimilation et d'une confusion grave entre l'homme et le produit [...] : le produit est mauvais, par conséquent ceux qui l'utilisent sont aussi mauvais."[3]

---

[1] Les articles de loi, les décrets, les mots techniques et les abréviations figurent dans le glossaire p. 125.

[2] Catherine Trautman, *Lutte contre la toxicomanie et le trafic de stupéfiant*, Rapport au Premier ministre, Documentation française, 1990, p. 22.

[3] A.D.E.F.I., *Polytoxicomanies, Action individualisée, Approche communautaire*, Edition Chronique Sociale, Octobre 2000, op. cit., p. 29.

Au début du 20ème siècle, les mots : toxicomane et toxicomanie, font leur apparition. Faisant référence à des notions de folie, de passion destructrice et d'idées obsédantes, leurs définitions changent selon les périodes et les auteurs. Pour le grand public, le toxicomane est celui qui fait usage de drogues illicites et plus particulièrement par voie intraveineuse. Pour d'autres et notamment le législateur, le champ de la toxicomanie englobe les drogues illicites mais également depuis peu, la prise incontrôlée de produits licites tels que le tabac et l'alcool. Ainsi le consommateur de drogues se retrouve assimilé à un malade et à un délinquant. Pourtant, entre l'usage de drogues et la toxicomanie, il existe différents usages : usage occasionnel (festif ou récréatif) ou régulier, abus et dépendance. Toutes ces nuances sont malheureusement réduites aux seuls mots de toxicomane et toxicomanie, augmentant la confusion sur la perception que l'on a du phénomène. Pour notre part, nous emploierons le terme "usager de drogues" ou "consommateur de drogues" au sens de dépendance, c'est-à-dire au sens définis en 1969 par l'Organisation Mondiale de la Santé (O.M.S.) : dépendance physique, dépendance psychique et tolérance.

# INTRODUCTION

En 1982, on observe les premiers cas de Sida chez des consommateurs utilisant des drogues par voie intraveineuse, mais il a fallu attendre 1987, la catastrophe socio-sanitaire et l'hécatombe du Sida (près de 50 000 usagers, soit environ un sur trois, sont contaminés), pour qu'il y ait une réponse sanitaire : les seringues sont remises en vente libre à titre expérimental (Décret n°87-328 du 13 mai 1987 et Décret n°88-894 du 24 août 1988). Puis en 1989, le décret relatif à la vente libre des seringues est adopté (Décret n°89-560 du 11 août 1989). Cependant, au contraire des pays voisins, aucune autre mesure n'est prise face à la catastrophe sanitaire. Prenons l'exemple de la Suisse avec le canton de Bâle-Ville et de l'Allemagne avec la ville de Francfort, où ce fut dans les deux cas, des années d'innovation en matière de politique de Réduction des risques. Nous retiendrons ici, la définition donnée par la revue "La santé chez l'homme" en septembre 1998. "La politique de Réduction des risques (harm reduction) englobe l'ensemble des mesures mises en œuvre pour prévenir les contaminations par le virus du Sida et des Hépatites, mais aussi les problèmes et les complications découlant de l'usage et de la recherche de drogues, à savoir les complications sanitaires liées à l'utilisation de la voie veineuse et l'injection de produits, le tout dans de mauvaises conditions d'hygiène (abcès, overdoses, septicémies), les problèmes sociaux liés à l'isolement, l'errance et les différentes ruptures affectives, familiales et professionnelles qui caractérisent le parcours du toxicomane".

En 1981, se développent à Francfort, des actions de proximité et notamment des Programmes d'Echange de Seringues (P.E.S.). Puis un an plus tard, les premières structures à bas seuil d'accès[4] (S.B.S.) voient le

---

[4] Le concept de bas seuil fait référence à une approche d'aide destinée aux usagers de drogues. Cette approche a pour principaux objectifs : l'accueil et l'accompagnement des usagers ainsi que la réduction des dommages liés à l'usage de drogues. Le concept de bas seuil implique que les offres soient faciles d'accès et comportent peu d'exigences. Il peut s'appliquer aux différents aspects de la vie des usagers de drogues. (Fabienne Benninghoff, *Prise en charge de la toxicodépendance en Suisse : une typologie des offres d'aide à "bas*

jour. A la même époque se met en place un groupe de travail appelé "Cercle du lundi" composé de policiers, de magistrats, de professionnels de santé, d'intervenants de rue et de travailleurs sociaux. Ce groupe a pour objectif de créer une synergie avec les différents acteurs, en vue de développer une stratégie commune de la politique de Réduction des risques adaptée au contexte local. En 1992, la première salle d'injection à moindre risque[5] "Eastside" est créée. Aujourd'hui, il en existe quatre à Francfort, trois sont intégrées dans d'autres offres de soins et une, "Niddastrasse", fonctionne en autonomie.

A Bâle-Ville, de nouveaux projets de prévention sont créés par des particuliers et des associations. Ainsi se créa dans un appartement privé, un "Sprützehüsli" où du matériel d'injection et des préservatifs furent distribués. Puis en 1989, après la fermeture du "Sprützehüsli", l'association VIRUS ouvrit un "Fixerstübli" (littéralement cabinet d'injection) où la consommation de stupéfiants est admise. C'est le début des "niederschwelliger Hilfsangebote" plus connus aujourd'hui sous le terme de structure à bas seuil d'accès. L'association VIRUS installe par la suite des conteneurs pour le ramassage des seringues utilisées. Une tentative de distribution à grande échelle sur le canton par l'intermédiaire d'un Bus tourne court au bout de quelques jours en raison des protestations et oppositions des habitants du quartier du Petit Bâle, où l'implantation devait se faire. Pour palier à cet échec, la moitié des pharmacies de Bâle-Ville, soit 30 sur 60, ont immédiatement distribué des seringues. En 1991, deux automates, distributeurs de seringues sont installés et les deux premières "Gassenzimmer" (littéralement chambre de rue) sont ouvertes, puis une troisième en 1992.

---

*seuil" et à "haut seuil"*, Santé, médecine et société, Contribution à la sociologie de la santé, Seismo, 1999).

[5] Lieu d'accueil à bas seuil d'exigence pour les usagers de drogues par voie intraveineuse, destiné à leur offrir un minimum de garanties sanitaires et à permettre un premier contact en vue d'une possible prise en charge ultérieure (Abdalla Toufik, *Dictionnaire des Drogues, des toxicomanies et des dépendances*, Larousse, 1999, p. 234). Aujourd'hui en Europe, il existe des salles d'injection à moindre risque au Pays-Bas, en Australie, au Canada, en Espagne, en Allemagne et en Suisse (Gassenzimmer).

En 1994, le gouvernement français répond à l'appel de 50 associations regroupées en collectif "Limiter la Casse"[6] (Médecins du Monde, AIDES, ASUD, etc.) : le Stéribox®, kit adapté à l'usage de drogues injectables est mis en vente dans les pharmacies. Comme le fait remarquer Annie Mino, il a "fallu un mouvement d'opinion dépassant le milieu médical pour faire reconnaître le droit des toxicomanes à la survie".[7] En mai 1994, ASUD Montpellier ouvre une salle d'injection de produits prescrits par des médecins[8] (Temgésic®, Moscontin®, Orténal®, etc.) qui met les autorités dans l'embarras. La Direction Générale de la Santé met fin à cette expérience au courant de l'été 1995 malgré le soutien de AIDES, Médecins Du Monde, Ensemble Contre le Sida, la municipalité de Montpellier, les médecins, etc. En mars 1995, le gouvernement autorise "toute association à but non lucratif ou personne physique menant une action de prévention du sida ou de Réduction des risques chez les usagers de drogues" à distribuer gratuitement seringues et aiguilles stériles destinées aux injections parentérales (Décret n°95-255 du 7 mars 1995). Les traitements de substitution (Méthadone® et Subutex®) acquièrent un cadre légal et des lieux d'accueil sont ouverts. L'auto-support[9] se développe et prend une dimension nationale au travers, notamment de la multiplication des groupes ASUD en province.

---

[6] En 1998, le collectif "Limiter la casse" est devenu l'Association Française pour la Réduction des risques liés à l'usage de drogues (A.F.R.).

[7] Dr Annie Mino et Sylvie Arsever, *J'accuse les mensonges qui tuent les drogués*, Ed. Calmann-Lévy, 1996, op. cit., p. 75.

[8] Un bilan d'auto évaluation chiffre à 594 le nombre de visites à la "maison d'accueil" d'ASUD Montpellier durant les trois derniers mois de 1994. Pendant cette période, ont été dénombrés 364 injections de Temgésic®, 32 d'Orténal® et 57 de Monscontin® dans la salle d'injection propre fréquentée par une vingtaine de personnes par jour. (Christophe Montaucieux, *La « shootéria » de Montpellier s'impose sans convaincre*, Le Journal du Sida, n°70-71, Février-Mars 1995).

[9] Traduction de l'anglais self-help. Regroupement de volontaires, généralement des toxicomanes, que réunit un but commun d'entraide, de satisfaction de besoins partagés et de résolution d'un problème social, auquel le groupe répond par ses propres ressources. [...] Dans ce cadre, la communauté toxicomane prend conscience de son existence comme groupe identitaire. Elle met en œuvre une stratégie éducative visant essentiellement à changer les « normes de risques » en « normes de Réduction des risques » (Abdalla Toufik, *Dictionnaire des Drogues, des toxicomanies et des dépendances*, Larousse, 1999, p. 55).

La "question sociale"[10] est en pleine transformation et on observe un "renouvellement des modes d'appréhension des populations en innovant sur le terrain des pratiques professionnelles"[11] (communautaire, réseau, recherche-action). La reconnaissance des dispositifs de Réduction des risques marque l'inefficacité d'un mode de prise en charge basé sur l'éradication de la toxicomanie. Toutefois, comme le note Elisabeth Jacob, "on peut se demander si, en palliant les dysfonctionnements et les insuffisances du système traditionnel, la fonction de ces nouveaux dispositifs n'est pas de venir masquer les ambiguïtés portées par la loi et faire l'économie d'une réflexion et d'un investissement suffisamment conséquent pour donner lieu à une véritable politique en matière de toxicomanie"[12] qui ne dépendrait pas du degré de tolérance des décideurs politiques.
Si l'état de santé des usagers de drogues pris en charge s'améliore de façon indiscutable grâce aux traitements de substitution[13], si le nombre de nouvelles contaminations par le virus du Sida a considérablement diminué grâce à la vente et à la distribution de seringues stériles, dans les quartiers sensibles des grandes villes, comme dans la plupart des régions françaises, rien ne semble avoir changé : la situation en France reste tout aussi inquiétante. Les nouvelles consommations, notamment les polytoxicomanies, l'injection du Subutex® et de la cocaïne font augmenter les risques (infections, dégradation physique et psychique, prises de risque).

Pour avoir une réponse pragmatique concernant les risques liés à l'injection de drogues, ne faut-il pas être réaliste et sortir d'une politique de "l'autruche" où, comme le fait remarquer Elisabeth Jacob, "les intervenants sont à la fois tenus de respecter et faire respecter la loi, tout en donnant aux usagers de drogues les moyens de déroger à cette dernière sans prendre de risques"[14] ? Pierre Bourdieu fait remarquer au sujet de

---

[10] Robert Castel, *Les métamorphoses de la question sociale, Une chronique du salariat*, Ed. Fayard, 1995, op. cit., p. 520.

[11] Elisabeth Jacob, *Capter les usagers de drogues*, Mémoire de D.E.A. sous la direction de Michel Joubert, Université de Paris VIII, 1996, op. cit., p. 3.

[12] Ibid, op. cit., p. 117.

[13] AIDES Fédération Nationale, *Impact d'un traitement de substitution dans la vie des usagers de drogues reçus dans le réseau AIDES*, 1er octobre 1998.

[14] E. Jacob, op. cit., p. 117.

'intervenant, qu'il est une "sorte d'avant-garde d'une institution à qui il offre des services irremplaçables mais qui est toujours prête à le désavouer" car il est "à la fois la bonne et la mauvaise conscience" de celle-ci.[15]

*"Si nous donnons des seringues stériles, c'est bien parce qu'elles vont être utilisées et nos interventions ont pour but que les personnes qui vont s'injecter prennent le moins de risques possibles. Alors pourquoi ne pas aller jusqu'au bout de la logique et éviter qu'ils aillent se cacher dans des lieux dépourvus de toute hygiène pour faire leurs injections."* (Intervenant Trait d'Union/AIDES)

En Suisse, la politique de santé publique menée depuis 1991 par la Confédération et les cantons, appelée politique des quatre piliers (prévention, thérapie et réintégration, Réduction des risques et aide à la survie, répression et contrôle), a profondément transformé la scène de la drogue. C'est cette transformation visible qui a convaincu les citoyens suisses de l'utilité de ces nouvelles approches. En 1997, la politique de la Confédération en matière de drogues, a été soutenue par 71 % de la population lors du rejet par le Parlement de l'initiative "Jeunesse sans drogue", qui réclamait le retour à une politique fondée sur la seule abstinence.

Depuis 1991, année d'ouverture de la première Gassenzimmer à Bâle, les usagers de drogues des régions frontalières (français, allemands) les utilisent. Il ressort clairement de l'évaluation des trois "Gassenzimmer", effectuée en 1993 et 1994 que leurs utilisateurs sont de la région frontalière allemande et française pour 10 % (5 % allemande et 5 % française).[16] A ce propos le Journal du Sida note que "la Suisse n'entend pas [...] devenir le réceptacle des impuissances de ses voisins européens, et notamment de la France [...]."[17]

---

[15] Pierre Bourdieu, *La misère du monde*, Edition du Seuil, Février 1993, op. cit., p. 384.

[16] Carmen Ronco, Gregor Spuhler, Paola Coda, Ruth Schöpfer, *Evaluation der Gassenzimmer I, II und III in Basel*, Institut für Sozial- und Präventivmedizin der Universität Basel, Dezember 1994, p. 40.

[17] Marie Ahouanto et Mathieu Verboud, *Le pragmatisme suisse*, Le journal du sida, n° 62, Mai 1994, p. 41.

L'histoire en matière de politique de drogues doit servir le présent, car nous avons appris que, plus que les théories de références, les façons de faire étaient déterminantes.
C'est pourquoi, il faut connaître et faire connaître les innovations étrangères en matière de mode d'intervention en direction des usagers de drogues et plus particulièrement ici, ce qui intéresse la recherche-action, les "Gassenzimmer" de Bâle-Ville, afin de convaincre l'opinion publique et les décideurs politiques, qu'il existe un autre chemin que celui de la répression.

Il s'agit donc, dans le cadre de ce travail, d'étudier l'impact des dispositifs offrant du matériel stérile d'injection, avec et sans local d'injection à moindre risque, sur une région frontalière présentant ces deux alternatives en matière de Réduction des risques (Département du Haut-Rhin et canton de Bâle-Ville).

Deux questions principales de recherche devaient être posées :

1 - Quelles sont les conditions d'injection des usagers de drogues fréquentant les S.B.S.[18] du Haut-Rhin sans local d'injection à moindre risque ?

2 - Qu'elle peut être l'utilité d'une salle d'injection à moindre risque (selon les professionnels, les usagers de drogues et la population) ?

En axant l'analyse autour de différents dispositifs à bas seuil d'accès du Haut-Rhin ainsi que ceux de Bâle-Ville, nous sommes partis des hypothèses suivantes :

**La politique de Réduction des risques liés à l'injection de drogues a une valeur doctrinale et pragmatique et ne se limite pas à l'application minimaliste d'outils.**

---

[18] Avec toute les réserves et nuances à apporter à la terminologie de bas seuil. Cf. article de Fabienne Benninghoff, *Prise en charge de la toxicodépendance en Suisse : une typologie des offres d'aide à "bas seuil" et à "haut seuil"*. Santé, médecine et société. Contribution à la sociologie de la santé. Seismo, 1999).

**Tolérer la consommation de drogues illégales par voie intraveineuse à l'intérieur de structures à bas seuil d'accès, en offrant des conditions d'hygiène favorables, permet de réduire "la menace" que représente l'usager de drogues pour l'ordre public, mais également les risques et les dommages liés à celle-ci.**

***La première partie*** a pour objet de fournir un diagnostic objectif de la situation du Haut-Rhin en matière de consommation de drogues par voie intraveineuse. Tout d'abord, un état des lieux sera fourni (nombre de personnes en traitement de substitution, nombre de cas de séropositivité au V.I.H., nombre de décès), puis nous aborderons les conditions d'injection dans le département du Haut-Rhin et nous terminerons par une identification des limites des programmes d'échange de seringues.

***La deuxième partie*** fait suite à différentes visites et donne la description d'une structure à bas seuil d'accès avec salle d'injection à moindre risque. Il sera abordé ensuite, les perceptions de l'utilité où non d'une telle structure, par les professionnels oeuvrant dans le champ de la toxicomanie, les usagers de drogues et un échantillon de la population mulhousienne. Pour finir, il sera abordé le cadre légal français dans lequel une telle structure pourrait s'inscrire.

# METHODOLOGIE

## 1 METHODES DE COLLECTE DE DONNEES

Nous avons choisi quatre méthodes de collecte de données : la recherche de littérature, l'observation participative, l'enquête quantitative et les entretiens semi-directifs (Quivy & Campenhoudt, 1988).

### 1.1 Recherche de littérature

Il a été recueilli des textes (livres, articles, revues spécialisées, recherches, bilans d'activités, comptes rendus de réunion, etc.) qui présentent de manière diversifiée le sujet étudié afin de présenter une recherche "honnête". Plusieurs voies ont été utilisées pour trouver l'information écrite : tout d'abord l'Institut Universitaire de Médecine Sociale et Préventive de Lausanne et de Bâle, la D.D.A.S.S. du Haut-Rhin, l'association AIDES, les centres spécialisés de soins aux toxicomanes ARGILE, LE CAP et ALTER NATIVE, l'O.C.R.T.I.S., le Centre Hospitalier de Mulhouse, les Hôpitaux Civils de Colmar et l'E.C.I.M.U.D. de Mulhouse ont fourni articles, évaluations, recherches, bilans d'activités et compte-rendus de réunions sur les politiques en matière de toxicomanie et également sur les Gassenzimmer, les structures à bas seuil d'accès et les programmes d'échange de seringues. Les références de ces études ont été soigneusement étudiées pour trouver les informations complémentaires. Une autre source a été internet. Les mots et combinaisons de mots ont été : drogues, toxicomanies, prévention, injection, gassenzimmer, réduction des risques, etc. Une troisième source a été les articles de presse.

## 1.2 Enquêtes quantitatives

### *1.2.1 Enquête à destination des usagers de drogues*

Il s'agit d'une enquête transversale, sur un mois donné dans les structures à bas seuil d'accès du Haut-Rhin *(cf. Annexe n°1)*. Pour obtenir une participation importante des usagers de drogues, il fallait trouver un mois où les équipes des S.B.S. étaient disponibles. Il a donc fallu tenir compte des plannings de chacun mais également éviter les mois de baisse de fréquentation (mois d'été, fêtes de fin d'année, etc.). Le mois de juin semblait répondre à tous ces critères. Pour le traitement des questionnaires, il a été utilisé le logiciel Modalisa sous Windows 98 (PC) : licence d'utilisation accordée à l'association AIDES.

### *1.2.2 Enquête à destination de la population*

Afin d'obtenir une représentation géographique et sociale de la population de Mulhouse, les questionnaires ont été envoyés en nombre important (N=90) et répartis sur trois zones : quartiers d'implantation des S.B.S., la scène[19] et les différents quartiers de Mulhouse. Il s'agit dans un premier temps d'examiner l'acceptabilité des structures à bas seuil d'accès à la lumière des représentations sociales puis de percevoir l'utilité d'une structure offrant un local d'injection à moindre risque *(cf. Annexes n°2 et 5)*.

## 1.3 Entretiens semi-directifs

La recherche qualitative orientée, par opposition à la recherche quantitative, vise à une compréhension en profondeur plutôt que de présenter des tendances (Maso, 1989)[20].

---

[19] Se reporter à la définition donnée page 69.

[20] Rachel Geense, *To have or to have not : that's the question. A qualitive study on four low threshold needle exchange services for drug users in Switzerland.* I.U.M.S.P. Lausanne, 1997, p. 36. (Maso, I, *Kwalitatief onderzoek*, Boom, 1989, Amsterdam).

Il s'agit de percevoir l'utilité d'une structure offrant un local d'injection à moindre risque du point de vue des usagers de drogues et des professionnels oeuvrant dans le champ de la toxicomanie *(cf. Annexes n°3 ; 4 et 5)*. Les entretiens ont été répartis de la manière suivante :

**Usagers de drogues**
- 5 usagers ne fréquentant pas les Gassenzimmer de Bâle,
- 5 usagers fréquentant de temps en temps et/ou régulièrement les Gassenzimmer,
- 5 usagers ne fréquentant que les Gassenzimmer.

**Professionnels oeuvrant dans le champ de la toxicomanie**
- 1 infirmière,
- 1 médecin hospitalier,
- 1 médecin psychiatre,
- 1 docteur en pharmacie,
- 1 assistante de service sociale,
- 1 éducatrice spécialisée.

# 2 CHOIX ET SITUATION GEOGRAPHIQUE DES STRUCTURES

## 2.1 Choix des structures

*Tableau 1 : Structures étudiées*

| Ville | Ouverture | Nom du programme (Structure) | Type de programme |
|---|---|---|---|
| Colmar | 1996 | Service des Urgences des Hôpitaux Civils | Lieu fixe (P.E.S. sans salle d'injection) |
| Mulhouse | Août 1996 | Bémol (ARGILE) | Boutique[21] (P.E.S. sans salle d'injection) |
| Mulhouse | Février 1997 | Trait d'Union (AIDES) | - Bus (P.E.S. sans salle d'injection)<br>- Equipe de rue (P.E.S.)<br>- Lieu fixe (P.E.S. sans salle d'injection) |
| Bâle | Juin 1991 | Gassenzimmer Spitalstrasse (I) | S.B.S. (P.E.S. avec salle d'injection) |

Les S.B.S. sans salle d'injection à moindre risque ont été choisies sur le département du Haut-Rhin (ARGILE, AIDES et les Hôpitaux Civils de Colmar) afin de répondre à l'une des questions de recherche.

Quatre S.B.S. avec salle d'injection à moindre risque ont été visitées : Trois à Bâle en Suisse à fonctionnement identique, Kontakt- und Anlaufstelle (K&A), Gassenzimmer Spitalstrasse (I), Gassenzimmer Riehenring (II) et une à Sarrebruck en Allemagne, Drogenhilfezentrum *(cf. Annexe n°10)*. Le site opté pour l'observation et l'étude est la Gassenzimmer Spitalstrasse (I) en raison de sa fréquentation importante et de son accessibilité : la structure se trouvant à proximité de deux gares ferroviaires.

Il s'agira tout d'abord de décrire la structure : Description, fonctionnement, règlement, heures d'ouverture, équipe d'intervenants, etc., puis de saisir, au travers de son expérience, la manière dont les salles d'injection à moindre risque contribuent à l'amélioration de la qualité de vie des usagers de drogues et au maintien de l'ordre public.

[21] Terme utilisé pour les structures d'accueil à bas seuil d'accès (S.B.S.) de Réduction des risques liés à l'usage de drogues en France. La consommation de drogues est interdite.

## 2.2 Situation géographique des structures

*Image 4 : Situation géographique des structures étudiées*

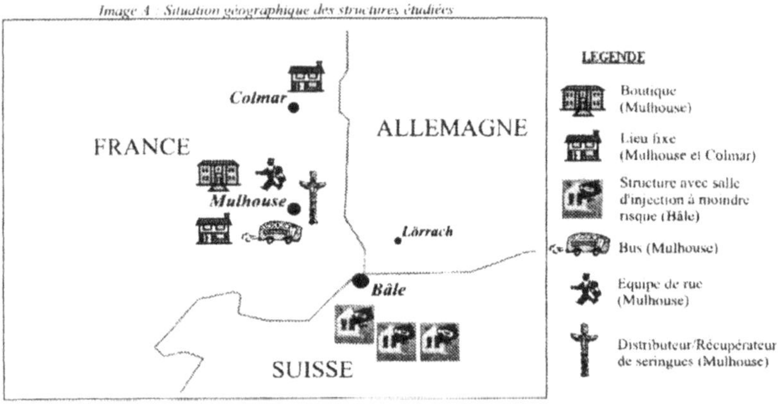

# PREMIERE PARTIE

## CONDITIONS D'INJECTION DANS LE HAUT-RHIN

# CONDITIONS D'INJECTION DANS LE HAUT-RHIN

*Ça fait des heures que tu l'attends. T'as mal aux os, t'as mal au dos. Tu transpires, c'est pas parce que t'as chaud et tu trembles, c'est pas parce qu'il fait froid. Et tu l'attends le salaud, il prend son temps, il sait qu'il aura ton argent. Tu ferais n'importe quoi pour avoir ton petit Képa* [...].

Mano Solo, "La marmaille nue".

## I. CONTEXTE

.e Département du Haut-Rhin est confronté à une situation historique et éographique particulière. De 1506 jusqu'à la réunification à la France en 798, la ville de Mulhouse était partie intégrante de la Confédération uisse par un Pacte d'alliance avec la ville de Bâle. De 1871 à 1918 puis e 1940 à 1945, le Haut-Rhin, comme le reste de l'Alsace, était annexé uis occupé par l'Allemagne.[22] Le département du Haut-Rhin est ontalier avec l'Allemagne et la Suisse. Il est aussi appelé "Pays des rois Frontières" et compte, au dernier recensement, 707 709 habitants.[23] .e nombre de consommateurs utilisant des drogues par intraveineuse, épendants aux opiacés, est estimé entre 2 500 et 3 000[(24)], soit entre 3,5 t 4,2 pour 1 000 habitants.

'histoire de la Réduction des risques dans le département du Haut-Rhin ommence en 1993, suite à l'interpellation par AIDES des élus ulhousiens sur la politique sanitaire en matière d'usage de drogues, et lus particulièrement sur l'installation d'un distributeur-récupérateur de eringues. En mai 1995, s'ouvre à Mulhouse le premier Centre de ubstitution à la Méthadone® (ALTER NATIVE). Puis en novembre, des

---

Raymond Oberlé, *Mulhouse ou La genèse d'une ville*. Edition du Rhin, 1985.

Institut National de la Statistique et des Etudes Economiques, France (I.N.S.E.E.), 1999.

Source des données : D.D.A.S.S. du Haut-Rhin.

volontaires de AIDES (Mulhouse) créent l'association d'auto-support ASUD 68.[25] La même année, suite au débat sur la substitution avec le club de la presse des trois frontières, le groupe de travail "Drogues", créé au sein de la Conférence franco-germano-suisse du Rhin Supérieur[26], dénonce "le tourisme d'assistance des drogués"[27] qu'est obligée de subir la ville de Bâle (Suisse). Il désire que Mulhouse se donne les moyens de lutter contre la propagation du virus du Sida chez ses toxicomanes.
Ce fut chose faite à partir de 1996. Le Service d'accueil des Urgences des Hôpitaux Civils de Colmar ainsi que l'association ARGILE (Boutique Bémol à Mulhouse), permettent aux usagers de drogues par voie intraveineuse, d'obtenir des seringues et du matériel stérile gratuitement. En février 1997, les associations AIDES et ASUD 68 créent à Mulhouse, un programme nommé Trait d'Union, composé d'une équipe de rue et d'un Bus d'échange de seringues. En juillet 2000, les associations AIDES et ARGILE installent, au centre ville de Mulhouse, un distributeur-récupérateur de seringues, puis un second, près de la gare ferroviaire, en juillet 2002. Enfin, en mars 2001 est créée LUDIC, une association d'auto-support qui, dès octobre 2001, lance le débat des salles d'injection à moindre risque. *(cf. Annexes n°12 et 13)*

---

[25] L'association ASUD 68 a été dissoute en 1998.

[26] Le groupe de travail "Drogues" a pour but de promouvoir les échanges d'informations et de compétences concernant les problèmes liés à la drogue dans la région, de développer la coopération trinationale et de mettre en évidence les actions transfrontalières nécessaires dans ce domaine. <http://www.oberrheinkonferenz.org>

[27] Hannes Herrmann, *La politique de Bâle-Ville sur les stupéfiants et envers les toxicomanes.* Abteilung Koordination Drogenfragen, 1994, op. cit.

# 1 LES INDICATEURS INDIRECTS

Depuis la mise en place des premiers programmes de Réduction des risques du Haut-Rhin en 1996, aucune enquête n'a été réalisée afin "de fournir un diagnostic objectif de la situation"[28] (Evolution des pratiques, des lieux de consommation, des produits consommés, etc.). Seules, des données fournies par S.E.S.I., S.I.A.M.O.I.S., In.V.S. et O.C.T.R.I.S. nous donnent des indicateurs que nous nommerons "indicateurs indirects". Nous retiendrons que ces indicateurs sont "des mesures directes de phénomènes ou de situations liés à la consommation de substances"[29] :

- Accessibilité des seringues,
- Accès aux traitements de substitutions,
- Infractions à la Législation sur les Stupéfiants (I.L.S.),
- Nombre de nouvelles contaminations par le V.I.H.,
- Nombre d'overdoses mortelles.

Ces indicateurs montrent que le département du Haut-Rhin fait partie des départements français particulièrement touchés par la consommation de drogues, avec les départements des Alpes-Maritimes, du Bas-Rhin, de la Haute-Corse, de l'Hérault, des Pyrénées-Orientales et du Vaucluse. En 1997, il se situe en troisième position des départements français[30] (données à population égale). Il se caractérise essentiellement par un taux élevé des indicateurs Stéribox® et Subutex® *(cf. Annexe n°6).* Ces indicateurs présentent un intérêt certain dans le cadre de l'évaluation globale des mesures prises par l'Etat car, d'une part, ils permettent d'apprécier l'efficacité d'un certain nombre d'entres elles et, d'autre part, l'analyse de l'ensemble des indicateurs - directs et indirects - permet

---

[28] Charles Vallette Viallard, *Evaluation du programme d'action Trait d'Union. Rapport de synthèse*, R.E.S.S.C.O.M., Janvier 1999, op. cit. p. 9.

[29] Jean-Pierre Gervasoni, Françoise Dubois-Arber, Fabienne Benninghoff, Brenda Spencer, Thierry Devos, Fred Paccaud, *Evaluation des mesures de la Confédération destinées à réduire les problèmes liés à la toxicomanie*. Deuxième rapport de synthèse, 1990-1996, Cahier de recherche n° 111, I.U.M.S.P. de Lausanne, 1998, op. cit., p. 170.

[30] M.I.L.D.T., *Les drogues illicites dans les départements français et dans les pays de l'union européenne*. <http://www.drogues.gouv.fr>

d'obtenir un tableau plus complet de la situation de la toxicomanie et de son évolution dans le temps.

Dans les paragraphes qui suivent, seront présentés et discutés les indicateurs indirects. Ils seront complétés par d'autres indicateurs : nombre de personnes fréquentant les S.B.S., nombre de sevrages, nombre de décès (autres qu'overdoses mortelles) et nombre d'overdoses non mortelles. A noter que les I.L.S. et l'accessibilité des seringues seront abordées dans le chapitre III, paragraphes 4 et 5 (p. 77 et 79).

# 2 EVOLUTION DES RECOURS

Tableau 2 : Evolution du nombre de personnes fréquentant les S.B.S., en traitement de substitution et du nombre de sevrages effectués

| | 1995 | 1996 | 1997 | 1998 | 1999 | 2000 | 2001 |
|---|---|---|---|---|---|---|---|
| **Nombre de personnes fréquentant les S.B.S.** (1) | - | 345 | 622 | 737 | 776 | 728 | 545* |
| **Nombre de personnes en substitution** | - | **689** | **1 389** | **1 812** | **1 924** | **2 208** | **2 311** |
| Subutex® (eq. 8 mg/j) (2) | - | 647 | 1 287 | 1 637 | 1 633 | 1 800 | 1 713 |
| Methadone® en C.S.S.T. (60 mg/j) (3) | - | 42 | 61 | 78 | 140 | 157 | 319 |
| Méthadone® en relais ville (3) | - | 0 | 35 | 89 | 145 | 248 | 279 |
| Sulfate de morphine (3) | - | - | 6 | 8 | 6 | 3 | - |
| **Nombre de sevrages effectués** (4) | 105 | 187 | 105 | 52 | 60 | 66 | - |

Sources des données : (1) ARGILE, AIDES et Hôpitaux Civils de Colmar. * Pour 2001, pas de données pour les Hôpitaux Civils de Colmar ; (2) S.I.A.M.O.I.S., In.V.S. ; (3) D.D.A.S.S. du Haut-Rhin ; (4) C.S.S.T. Le Cap, C.S.S.T. Argile, C.S.S.T. Alter Native (sauf pour 1999 et 2000, sources des données : D.D.A.S.S. du Haut-Rhin) + E.C.I.M.U.D. pour 1998 à 2000 + Service de Psychiatrie Générale, Secteur de l'Ill du Centre Hospitalier (C.H.) de Mulhouse pour 1995 à 1998 + Service des Urgences du C.H. de Mulhouse pour 2000. "-" Pas de données.

## 2.1 Evolution du nombre de personnes fréquentant les S.B.S.

Les structures à bas seuil d'accès, basées sur le concept de Réduction des risques liés à l'usage de drogues, s'adressent essentiellement aux consommateurs de drogues par voie intraveineuse. Après une augmentation régulière de la fréquentation des S.B.S. entre 1996 et 1999 (+ 125 %), on observe une petite diminution en 2000 (- 6,2 %). Aucune conclusion ne peut être donnée actuellement, mais il sera intéressant de surveiller cet indicateur.

## 2.2 Evolution du nombre de personnes en traitement de substitution

Selon les informations que nous possédons actuellement, plus de la moitié des personnes dépendantes aux opiacés serait en traitement de substitution

(Méthadone®, Subutex® ou Sulfate de morphine[31]). Toutefois il est difficile, voire impossible, de vérifier une telle information. Nous constatons que le nombre d'usagers dépendants aux opiacés en traitement n'a fait qu'augmenter depuis 1996. *(tab. 2)* Le nombre croissant d'usagers de drogues en traitement de substitution ne signifie pas nécessairement une augmentation de leur nombre, mais pourrait être la conséquence d'une plus grande attractivité et/ou accessibilité des traitements. L'indicateur "Evolution du nombre de personnes en traitement de substitution" est une mesure indirecte du problème "drogues". Il est aussi un indicateur direct de la demande de services et permet de répondre à des questions concernant le pouvoir d'attraction des services offerts. Le nombre important de personnes en traitement Subutex®, peut s'expliquer par une prescription majoritaire en médecine libérale et par une obtention du traitement beaucoup moins contraignante que la Méthadone®.
Ces dernières années, une partie importante des personnes en traitement Subutex® est passée en Méthadone® (pour exemple en 2000, sur 30 initialisations de Méthadone® au C.S.S.T. Alter Native, 49 % prenaient du Subutex® dont 72 % par injection). Une intervenante en C.S.S.T donne diverses raisons de ce changement : *"ils en ont marre de l'injection ou leur enfant est devenu assez grand pour comprendre ce qui se passe ou ils ont trouvé un travail et ne veulent plus injecter".*

## 2.3 Evolution du nombre de sevrages

La loi n° 70-1320 du 31 décembre 1970 (Journal Officiel du 04 janvier 1971) décrit le dispositif de prise en charge sanitaire des "toxicomanes".

Trois cas de figure se présentent :

- Le "toxicomane" est placé sous contrôle sanitaire par l'autorité judiciaire. C'est l'injonction thérapeutique. *(tab. 3)*

[31] A l'arrivée des traitement de substitution (Subutex® et Méthadone®), une minorité d'usagers de drogues a pu rester au Sulfate de morphine (Moscontin® ou Skénan®).

- Le "toxicomane" est placé sous contrôle de l'autorité sanitaire par l'intermédiaire d'un médecin ou d'une assistante de service social (les autorités judiciaires ne sont pas informées).

- Le "toxicomane" vient de lui-même se faire soigner (la personne peut bénéficier de l'anonymat).

Nous avons rencontré d'énormes difficultés pour obtenir des données concernant l'évolution du nombre de sevrages entre 1995 et 2001. Les chiffres du tableau 2 ne sont pas exhaustifs mais donnent une image intéressante que nous considérons comme représentative.
Le nombre de sevrages effectués en milieu hospitalier ou en ambulatoire est en forte diminution depuis l'arrivée des traitements de substitution. Les demandes de sevrage pour les benzodiazépines et/ou l'alcool, ont remplacé les demandes de sevrage pour les opiacés.

Tableau 3 : Evolution du nombre d'injonctions thérapeutiques sans le Haut-Rhin

| | 1995 | 1996 | 1997 | 1998 | 1999 | 2000 | 2001 |
|---|---|---|---|---|---|---|---|
| Injonctions Colmar | 17 | 21 | 26 | 40 | 52 | 20 | 7 |
| Injonctions Mulhouse | 78 | 36 | 24 | 53 | 67 | 48 | 31 |
| **Total** | **95** | **57** | **50** | **93** | **119** | **68** | **38** |

Sources des données : D.D.A.S.S. du Haut-Rhin. Nouveau dispositif instauré en mai 1997.

# 3 EVOLUTION DU NOMBRE DE SEROPOSITIVITE AU V.I.H., DE DECES ET D'OVERDOSES NON MORTELLES

## 3.1 Evolution du nombre de nouveaux cas de séropositivité au V.I.H.

206 cas de Sida ont été déclarés au 31 décembre 2000 sur le département du Haut-Rhin, dont 41 cas, soit 19,9 % depuis le début de l'épidémie chez les usagers de drogues par voie intraveineuse[32] *(tab. 4)*. Pour la même période, la file active[33] du Centre Hospitalier de Mulhouse était de 255 personnes dont 26 usagers de drogues plus ou moins actifs et/ou substitués, soit 10,2 %.

Tableau 4 : Evolution du nombre
de nouveaux cas de séropositivité au V.I.H., de décès et d'overdoses
non mortelles chez les consommateurs de drogues dans le département du Haut-Rhin

| | 1995 | 1996 | 1997 | 1998 | 1999 | 2000 | 2001 |
|---|---|---|---|---|---|---|---|
| **Nombre de nouveaux cas de séropositivité au V.I.H.** (1) *(<1995 : 32)* | 2 | 3 | 2 | 1 | 0 | 1 | 1 |
| **Nombre de décès liés à l'usage de drogues** (2) | **25** | **29** | **13** | **8** | **8** | **10** | **9** |
| Overdoses | 21 | 18 | 9 | 7 | 2 | 5 | 4 |
| Accidents et suicides | 1 | 2 | 2 | 0 | 4 | 3 | 4 |
| Infectieux | 3 | 9 | 2 | 1 | 2 | 2 | 1 |
| **Nombre d'overdoses non mortelles** | | | | | | | |
| Services des Urgences (3) | - | - | - | - | - | 18 | - |
| Réanimation médicale (4) | - | 2 | 0 | 2 | 4 | 5 | - |

Sources des données : (1) S.I.A.M.O.I.S., In.V.S. ; (2) D.D.A.S.S. du Haut-Rhin, Statistique des services de Police et de Gendarmerie, Certificats de décès et I.N.S.E.R.M. Overdoses notifiées et confirmées par autopsie ; (3) Service d'accueil des Urgences du Centre Hospitalier de Mulhouse (E.C.I.M.U.D.), Enquête du 18/01 au 05/10/2000 sur la base d'une relecture des dossiers médicaux. (Au total 128 passages de 76 patients toxicomanes) ; (4) Hôpitaux Civils de Colmar ; "-" Pas de données.

Le faible taux de prévalence du V.I.H. chez les usagers de drogues[34] dans le département du Haut-Rhin, n'est-il pas une résultante du "pragmatisme

[32] Source des données : In.V.S.

[33] Personnes vues au moins une fois en 2000.

[34] Le taux départemental des cas de Sida recensés chez les usagers de drogues par voie intraveineuse, est de 0,00 pour une moyenne nationale de 0,13 : Taux 1999 pour 10 000

suisse"[35] ? C'est ce que semblent dire aujourd'hui certains professionnels oeuvrant dans le champ de la toxicomanie et de la lutte contre le Sida mais également la D.D.A.S.S. du Haut-Rhin[36].

## 3.2 Overdoses et décès

### *3.2.1 Evolution du nombre de décès liés à la consommation de drogues*

Le nombre de décès liés à la consommation de drogues peut-être considéré comme une donnée reflétant la situation socio-médicale des usagers. Cet indicateur qui était en augmentation jusqu'en 1994 (N=36), a relativement diminué entre 1994 et 1998 *(tab. 4)* et semblait s'être stabilisé depuis (N=8). Une augmentation inquiétante du nombre de décès a eu lieu en 2000 et 2001 (N=10 et 9). Il faut noter que l'évolution du nombre de décès liés à la consommation de drogues est en réalité influencée par de nombreux facteurs comme les modalités de consommation (consommation massive de traitement de substitution), la pression exercée par les différents services de police, l'efficacité des différents services (Réduction des risques et soins). Cet indicateur traduit la gravité des problèmes causés par la consommation de drogues et exprime l'importance des risques auxquels sont confrontés les usagers de drogues. Il fournit également avec d'autres indicateurs, des informations sur la précarité de la situation de vie et de consommation des usagers.

### *3.2.2 Evolution du nombre d'overdoses*

Pour pouvoir discuter de l'overdose (surdose ou intoxication aiguë) comme indicateur des conditions d'injection, il est nécessaire de faire une différence entre les overdoses mortelles et non mortelles. Certaines

---

habitants dans la tranche d'âge 20-39 ans. (Julien Emmanuelli, *Contribution à l'évaluation de la politique de Réduction des risques*. S.I.A.M.O.I.S., Novembre 2000).

[35] Marie Ahouanto et Mathieu Verboud, *Le pragmatisme suisse*, Le Journal du Sida, n°62, Mai 1994, op. cit., p. 40.

[36] Lors de journées de formation "Alcool & Drogues, Les publics dépendants" organisées par le C.R.E.A.I. Alsace au Centre Hospitalier de Rouffach, le 28 et 29 septembre 2000.

overdoses auraient pu être évitées si l'injection avait eu lieu dans une salle d'injection à moindre risque, tout en sachant qu'il est difficile d'éviter complètement les overdoses.
Les causes et les risques d'overdoses sont multiples : l'inexpérience et la méconnaissance des produits, les reprises de consommation après un sevrage ou une incarcération par exemple, la consommation par voie intraveineuse, la qualité des produits, la quantité du produit, les mélanges de produits (y compris substitution et alcool), les tentatives de suicide et les états dépressifs, la crainte de la répression policière en cas d'appel des secours, etc.

### *3.2.2.1 Evolution du nombre d'overdoses mortelles*

Les décès causés par une overdose ne sont pas signifiés de la même manière suivant les pays européens. En France, un décès est signifié comme une overdose si celui-ci intervient directement et immédiatement après une consommation de drogues et est certifié comme tel après une autopsie, une analyse toxicologique et une signalisation auprès de l'O.C.R.T.I.S. par la police ou la gendarmerie.
Le nombre d'overdoses mortelles a énormément diminué ces dernières années, passant de 36 en 1994 à 4 en 2001. *(tab. 4)* Toutefois, le taux d'overdoses avec produits de substitution et poly-toxicomanie montre un changement radical des pratiques de consommation. Celui-ci correspondant à 5,5 % (1 cas) des overdoses en 1996 et à 50 % (2 cas) en 2001.[37]

### *3.2.2.2 Evolution du nombre d'overdoses non mortelles*

Les chiffres sur les hospitalisations suite à des overdoses sont presque inexistants sur le département. S'il est possible de comptabiliser le nombre d'overdoses mortelles, il est très difficile d'évaluer l'importance des overdoses non mortelles. En effet, les personnes qui en sont victimes

---

[37] Source des données : D.D.A.S.S. du Haut-Rhin.
Sur 20 cas d'overdoses attribuées au Subutex®, une étude a montré que 18 cas, il y avait eu consommation de benzodiazépines et/ou d'alcool. (Strasbourg 1998, Institut de Médecine Légale)

reprennent souvent connaissance sans même savoir qu'elles ont fait une surdose. De plus, après avoir contacté les Services des Urgences des Hôpitaux de Mulhouse et Colmar ainsi que la Division des Relations avec les Etablissements et les Professionnels de Santé (D.R.E.P.S.) à la Caisse Primaire d'Assurance Maladie (C.P.A.M.) de Mulhouse, il s'avère impossible d'obtenir le nombre de personne ayant fait une overdose non mortelle en raison des codifications. En effet, une overdose non mortelle, de part sa codification au Service des Urgences, se retrouve englobée dans la quantification globale des simples consultations. Dès lors, il nous a semblé utile de contacter les Services de Réanimation Médicale de Mulhouse et Colmar afin d'obtenir des données. Les chiffres récoltés ne sont toutefois pas significatifs du phénomène puisque la majorité des overdoses passe uniquement par les Services d'Urgences. (Le Service de Réanimation Médicale du Centre Hospitalier de Mulhouse a été dans l'impossibilité de fournir des données en raison de différents problèmes administratifs). Toutefois, une enquête d'E.C.I.M.U.D. et du Service d'Accueil des Urgences du Centre Hospitalier de Mulhouse, effectuée du 18 janvier 2000 au 5 octobre 2000 sur la base d'une relecture des dossiers médicaux (128 passages de 76 patients toxicomanes), montre que le surdosage correspond à 14 % (18 cas) des motifs de recours. *(tab. 4)*

# II. SITUATION DE VIE, CONSOMMATION ET RISQUES CHEZ LES USAGERS DE DROGUES FREQUENTANT LES STRUCTURES A BAS SEUIL D'ACCES DU DEPARTEMENT DU HAUT-RHIN

## METHODES

Afin de répondre à l'hypothèse de recherche, il était important au préalable, de connaître certaines indications sur les U.D.V.I. fréquentant ces structures à bas seuil d'accès qui mettent à disposition du matériel d'injection stérile dans le Haut-Rhin. Dans un premier temps, les objectifs étaient :

- De décrire les facteurs de conditions de vie et d'injection des usagers de drogues fréquentant les S.B.S. dans le département du Haut-Rhin.
- D'identifier les limites des P.E.S.
- De disposer d'indicateurs directs contribuant à apprécier par la suite l'impact de la politique de Réduction des risques mis en place dans le Haut-Rhin.

Nous disposons d'indicateurs indirects de consommation (nombre de décès liés à la drogue, indicateurs de répression, indicateurs de traitements de substitution, etc.) qui permettent d'évaluer l'efficacité des interventions. Ces indicateurs sont, néanmoins, l'expression indirecte de la problématique et ne permettent pas réellement de déterminer les conditions d'injection des consommateurs. Les informations données par l'enquête nationale de l'I.N.S.E.R.M. parue en novembre 1999 sur les "caractéristiques sociales, consommation et les risques chez les usagers de drogues fréquentant les programmes d'échange de seringues en France", ne répondaient pas aux objectifs de cette recherche (un seul P.E.S. du Haut-Rhin avait participé à l'enquête). Ici, ce qui nous intéresse, ce sont les usagers de drogues injecteurs fréquentant l'ensemble des P.E.S. existants dans le Haut-Rhin.

Dans un premier temps, un questionnaire a été élaboré après inventaire et comparaison des items des enquêtes nationales et internationales[38] du même type. Dans un second temps, le questionnaire a été testé sur une des structures, puis amélioré *(cf. Annexe n°1)*. Pour déterminer les conditions d'injection, nous avons retenu 3 indicateurs directs :

**Indicateurs de la situation de vie**
- Sexe,
- Age,
- Mode de vie,
- Enfants,
- Logement,
- Source de revenu,
- Relations avec la justice.

**Indicateurs de la consommation**
- Produits injectés,
- Origine du produit et mode de consommation,
- Prix

**Indicateurs de prise de risque**
- Partage de la seringue et du reste du matériel d'injection,
- Reprise d'une seringue dans un container,
- Réutilisation de la seringue,
- Fréquence de l'injection,
- Injection en solitaire,
- Abcès, poussière, phlébite et overdose,
- Utilisation du préservatif.

Afin de mieux définir les éléments qui déterminent les conditions d'injection, ces indicateurs ont été complétés par des informations recueillies lors d'une dizaine d'entretiens, individuels et non directifs,

---

[38] Enquête française de l'I.N.S.E.R.M., sur les *caractéristiques sociales, consommation et risques chez les usagers de drogue fréquentant les PES*. Enquête suisse du Groupement Romand d'Etudes sur l'alcoolisme et les toxicomanies, sur les *conditions d'injection en Suisse romande*. Enquête allemande (European Cities on Drug Policy), sur les *conditions de vie des usagers de drogues à Francfort*.

avec des usagers de drogues[39] et des professionnels de terrain. La fiabilité des résultats est limitée car la véracité des réponses est souvent douteuse en matière d'activité illégale ; mais surtout, les personnes les plus touchées par ce phénomène et donc celles visées par ce type de recherche, ne sont, la plupart du temps, pas recensées : nous devons prendre en compte qu'il existe une "population cachée" qui n'est actuellement pas en contact avec des structures de traitement ou de bas seuil d'accès. Ce contact peut momentanément avoir été interrompu mais il peut également n'avoir jamais existé avec une forme quelconque de structure de traitement, de bas seuil d'accès ou de répression (police, justice). Dans ce dernier cas, les personnes ne sont d'ailleurs pas identifiées comme "toxicomanes".

[39] Pour respecter l'anonymat des personnes lors des citations, nous avons changé volontairement les prénoms

# 2 DESCRIPTION DES STRUCTURES A BAS SEUIL D'ACCES DU HAUT-RHIN

Dans le Haut-Rhin, on recense trois S.B.S. : 1 est géré par une association de lutte contre le Sida (AIDES, Mulhouse), 1 par un centre spécialisé de soins aux toxicomanes (ARGILE) et 1 par un service d'accueil des Urgences (Hôpitaux Civils de Colmar). Selon le cas, une structure peut-être gestionnaire d'un ou plusieurs programmes. Ainsi 6 programmes dont deux distributeurs/échangeurs de seringues, ont été recensés (83 % à Mulhouse). A noter que ces programmes sont financés, en tout ou en partie, sur des fonds publics.

## 2.1 Mulhouse

### *2.1.1 La Boutique Bémol*

La Boutique Bémol[40] est un Service d'accueil et de Réduction des risques (Association ARGILE) qui a ouvert ses portes en août 1996. Elle se situe dans une maison proche de la gare ferroviaire. Elle se trouve dans un quartier d'habitation calme et à proximité d'une école maternelle.

Comme la quarantaine de Boutiques réparties sur le territoire français, ce service s'adresse à un public consommateur de drogues, souvent en situation de précarité, de dénuement et s'intègre dans la politique nationale de Réduction des risques. Les Boutiques sont des lieux où le lien social est privilégié, situées en dehors des circuits où certains usagers de drogues ressentent une injonction sanitaire et sociale qu'ils ne sont pas encore prêts à accepter.

L'équipe de Bémol est composée d'une infirmière et d'un éducateur spécialisé. Un médecin, une psychologue et un animateur viennent compléter l'équipe une à deux fois par semaine. Le service est ouvert les lundis et mercredis de 9 h à 14 h, les mardis et vendredis de 13 h à 17 h et les jeudis de 16 h à 19 h. La Boutique propose, dans un environnement chaleureux et convivial, une aide à la vie quotidienne (petit déjeuner, collation, douche, lave-linge), un espace de tranquillité pour respirer un peu et se poser, de l'information et de l'orientation sanitaire et sociale,

---

[40] Déménagement prévu en novembre 2002 au 69, avenue Aristide Briand

des soins infirmiers, des consultations médicales et la possibilité d'effectuer des tests de dépistages du V.I.H. et des Hépatites. Des seringues stériles, des tampons alcoolisés et secs, de l'eau stérile, des cuillères à usage unique, des filtres, des garrots, des récupérateurs de seringues, de la pommade cicatrisante, des préservatifs masculins et féminins sont mis à disposition des usagers.

### *2.1.2 Trait d'Union*

Trait d'Union (T.U.) est un programme de Réduction des risques (Association AIDES, Mulhouse) qui a débuté en février 1997. L'équipe est composée d'une coordinatrice, d'un délégué et de volontaires. Ce programme s'inscrit dans une notion de "prévention sanitaire" des risques de contamination par le V.I.H. et les Hépatites B et C. La distribution de matériel stérile d'injection, l'échange de seringues et la diffusion d'informations constituent le support de ce programme, mais il vise à la Réduction des risques dans leur globalité (risques infectieux, mais aussi accès aux droits sociaux et aux soins). T.U. a pour objectif d'aller vers les usagers de drogues qui ne fréquentent pas ou plus le dispositif de prévention conventionnel, quels que soient leurs modes de prises (intraveineuse, orale, nasale). T.U. informe sur les pratiques, les risques de transmission, tout en permettant aux usagers de devenir acteurs de leur santé et de réduire les risques en facilitant et en soutenant l'auto support. T.U. propose des prestations concrètes, grâce à une orientation individualisée, une information et des accompagnements personnalisés, susceptibles de déboucher sur des réponses sociales, juridiques et/ou médicales, en fonction des problématiques rencontrées. In fine, T.U. trace un "trait d'union" entre les usagers de drogues, les acteurs de terrain, dont les services de prévention et le dispositif sanitaire et social. Une permanence d'accueil a lieu au centre d'accueil de AIDES les lundis et vendredis de 17 h à 19 h. L'équipe intervient également sur le terrain (rue, squares, squats, etc.) plusieurs fois par semaine et à la Maison d'arrêt de Mulhouse.

### *2.1.3 Les Totems*

.es Totems sont des distributeurs-récupérateurs de seringues Associations AIDES, ARGILE et la ville de Mulhouse). Le premier onctionne depuis juin 2000 de 9 h à 17 h (rue des Orphelins, sur le arking derrière la Mairie de Mulhouse). Le second, installé en juillet :002, fonctionne 24 h sur 24 (proche de la gare ferroviaire, devant 'ancien centre de tri de la Poste). Ils sont complémentaires au dispositif xistant (P.E.S. et Pharmacies).

## 2.2 Colmar : Le Programme d'Echange de Seringues du Service des Urgences des Hôpitaux Civils

.e P.E.S. de Colmar a débuté en 1996 et se déroule au Service des Jrgences de l'hôpital Pasteur. Il fonctionne tous les jours de 20 h 30 à 3 h et est animé par des infirmier(e)s bénévoles. Au contraire des rogrammes de Mulhouse, il est demandé aux usagers de drogues, pour btenir un kit +®, de ramener un kit usagé avec un maximum de deux kits changés.

# 3 RESULTATS DE L'ENQUETE

Tous les programmes éligibles ont participé à l'enquête. Ces programmes se répartissent en 1 Boutique (20 %), 1 Bus (20 %), 2 lieux fixes (40 %) et 1 équipe de rue (20 %).

## 3.1 Participation et distribution des réponses par type de structure

Tableau 5 : Participation des Usagers

| | Nombre | % | Personnes éligibles | % |
|---|---|---|---|---|
| Questionnaires completés | 65 | 36,7 | 47 | 30,1 |
| Refus | 5 | 2,8 | 5 | 3,2 |
| Non usagers | 3 | 1,7 | 0 | 0,0 |
| Autres raisons | 104 | 58,8 | 104 | 66,7 |
| **Total** | **177** | **100,0** | **156** | **100,0** |

Au cours du mois de recueil des données, la file active des S.B.S. du Haut-Rhin a été de 177 personnes (89,9 % d'hommes et 10,1 % de femmes) qui a donné lieu à 65 questionnaires complétés (taux de réponses 36,7). Celle-ci correspond à 156 personnes éligibles *(tab. 5)*. Les participants ne diffèrent pas des non participants en termes d'âge et de sexe.

L'objectif est d'obtenir une typologie, à un moment donné, des usagers de drogues fréquentant les S.B.S. et de décrire leurs conditions d'injection. Il était donc nécessaire de ne prendre en considération que ceux qui consommaient des drogues par voie intraveineuse au moment de l'enquête, soit 47 personnes (30,1 % des personnes éligibles). La répartition des réponses selon le type de structure est la suivante : 46,8 % pour la Boutique, 36,2 % pour les lieux fixes, 8,5 % pour le Bus ainsi que pour l'équipe de rue.

## 3.2 Situation de vie des usagers de drogues dans le Haut-Rhin

Le questionnaire comportait des informations succinctes rendant compte du sexe, de l'âge, de la situation familiale (vie en couple, partenaire régulier depuis plus de 6 mois, enfants), du mode de logement, des sources de revenu, de l'ancienneté de l'usage de drogues, de l'injection, des produits consommés, du passé carcéral et du recours aux soins.

Tableau 6 : Indicateur de la situation de vie des usagers fréquentant les structures à bas seuil d'accès avec P.E.S. dans le Haut-Rhin (N=47)

| | Nombre | % |
|---|---|---|
| **Sexe** | | |
| Hommes | 40 | 85,1 |
| Femmes | 7 | 14,9 |
| **Tranche d'âge** | | |
| 18 à 24 ans | 5 | 10,7 |
| 25 à 35 ans | 27 | 57,4 |
| >35 ans | 15 | 31,9 |
| **Mode de vie** | | |
| Seul | 41 | 87,2 |
| En couple | 6 | 12,8 |
| **Partenaires réguliers*** | 19 | 41,4 |
| **Avec enfant(s)** | 19 | 40,4 |
| Vivant avec (N=19) | 2 | 10,5 |
| **Logement** | | |
| Appartement personnel | 23 | 48,9 |
| Chez les parents/la famille | 7 | 14,9 |
| Chez des amis | 4 | 8,5 |
| Institution | 7 | 14,9 |
| Sans domicile | 6 | 12,8 |
| **Revenus** | 19 | 40,4 |
| **Déjà été en prison** | 31 | 66,0 |
| **Affaire judiciaire en cours** | 14 | 29,8 |

* Depuis plus de 6 mois.

Les participants ont un âge moyen de 32 ans (mini. 19 ans, maxi. 43 ans), 10,7 % ont moins de 25 ans et 31,9 % ont 35 ans ou plus. 85,1 % (40/47) sont des hommes. La plupart (87,2 %) vivent seuls et 41,4 % déclarent avoir un(e) partenaire stable depuis plus de six mois. 40,4 % (19/47) ont des enfants mais seulement 10,5 % (2/19) vivent avec.

Pour faciliter les comparaisons, nous avons regroupé les modes de logement en deux catégories : 63,8 % logement stable (48,9 % appartement personnel et 14,9 % appartement familial) et 36,2 % logement précaire (8,5 % habite chez des amis, 14,9 % en institution et 12,8 % sans domicile).

> *"Avec l'hiver qui approche, j'ai peur de voir survenir une demande d'hébergement car c'est moi qui suis dans la merde car je dois expliquer à la personne qu'il n'y a rien. Un exemple, l'autre jour l'hôpital de Rouffach nous envoie une personne à la Boutique, le jeune homme m'explique qu'il en a marre de dormir dehors, qu'il est crevé et qu'il fait froid la nuit. On téléphone au 115* (numéro d'urgence d'aide aux sans abris) *qui après un message d'attente vous demandant de ne pas encombrer la ligne car une personne pourrait dormir dehors, m'informe qu'il n'y a rien. Quel moyen on a pour les aider ?"* (Educateur spécialisé à la Boutique)

La question sur les revenus avait été laissée assez vague dans sa formulation pour permettre de mentionner toute activité, y compris le travail au noir, ou du travail irrégulier (manche, prostitution, deal, etc.). On peut considérer que plus d'un tiers des usagers ont des revenus (salaires ou ASS.E.D.I.C.), et plus de 50 % (24/47) touchent le R.M.I. ou l'A.A.H. Notons que 8,5 % des usagers n'ont aucun revenu car ne pouvant bénéficier du R.M.I. en raison de leur âge (moins de 25 ans) ou de leur situation irrégulière. *(tab. 6)*

> *"J'ai été radié 15 jours de l'A.N.P.E. car je n'ai pas répondu à une convocation : j'étais en prison ! On a fait une lettre avec Daniel* (animateur à la Boutique) *pour leur expliquer car il m'ont payé que la moitié des Assedic. Ils m'ont répondu que j'avais eu 72 heures pour faire mon changement d'adresse... Ils se foutent pas un peu de nous ?"* (Michel)

La durée moyenne de la toxicomanie, définie par rapport à l'ancienneté de l'injection (1ère injection), est de 13 années (mini. 2 années, max. 30 années).

Les indicateurs touchant les relations que les usagers de drogues des S.B.S. entretiennent avec la justice indiquent que la majorité des usagers est connue de la police et/ou de la justice. 29,8 % (14/47) déclarent avoir des affaires judiciaires en cours et on retrouve des antécédents d'incarcération chez 66 % (31/47) d'entre eux. 87 % déclarent avoir consommé des drogues en détention dont 3,7 % par injection.

## 3.3 Recours aux soins

Le Haut-Rhin comporte trois centres spécialisés de soins aux toxicomanes (ARGILE, LE CAP et ALTER NATIVE) situés à Mulhouse et Colmar, ainsi que deux antennes à Saint Louis et Altkirch. Il y a également 2 équipes hospitalières de liaison (Centre Hospitalier de Mulhouse et Colmar), 5 réseaux toxicomanies (Mulhouse, Colmar, Sundgau, Thann et Saint Louis), un réseau de familles d'accueil (Centre Hospitalier de Mulhouse) et 7 appartements thérapeutiques (ARGILE Mulhouse et Colmar).

Tableau 7 : Recours aux soins (N=47)

| | Nombre | % |
|---|---|---|
| C.S.S.T. | 7 | **14,9** |
| Alter Native | 3 | 6,4 |
| Le Cap | 3 | 6,4 |
| Argile | 1 | 2,1 |
| **Médecin de ville** | 45 | 95,7 |
| **Traitement commencé en prison** (N=31) | | |
| Subutex® | 4 | 12,9 |
| **Traitement poursuivi en prison** (N=19)* | 5 | 26,3 |

* 19 usagers ont déclaré être en traitement de substitution avant leur incarcération

e recours aux soins a été abordé à partir de deux questions : la réquentation des centres spécialisés de soins aux toxicomanes et/ou des nédecins de ville et l'initiation d'un traitement de substitution lors d'une ncarcération. *(tab. 7)*

7,8 % des usagers fréquentant les S.B.S. ont eu un recours aux soins urant le dernier mois : 14,9 % (7/47) dans le cadre d'un C.S.S.T. et 5,7 % (45/47) par l'intermédiaire d'un médecin de ville. Parmi les ersonnes ayant fait de la prison, 12,9 % (4/31) déclarent avoir commencé n traitement de substitution au Subutex® en prison et 26,3 % (5/19) qui taient déjà en traitement de substitution déclarent avoir poursuivi ce raitement pendant leur incarcération.

## 3.4 Relations avec les différentes Structures à Bas Seuil d'accès

Tableau 8 : S.B.S. fréquentés par les usagers de drogues (N=47)

| | Nombre | % |
|---|---|---|
| **Boutique Bémol** | 33 | 70,2 |
| **Trait d'Union** | 29 | 61,7 |
| **P.E.S. Service des Urgences de Colmar** | 5 | 10,6 |
| **Salle d'injection à moindre risque à Bâle** | 13 | 27,7 |

### *3.4.1 Sur le Haut-Rhin*

Durant le mois précédent l'enquête, tous les usagers déclarent avoir réquenté au moins une fois, une ou plusieurs structures à bas seuil l'accès. Les fréquentations sont les suivantes : 70,2 % la Boutique Bémol, 61,7 % Trait d'Union (55,3 % le Centre d'accueil AIDES et 6,2 % le Bus) et 10,6 % le programme d'échange de seringues de Colmar. *(tab. 8)*

Sur la ville de Mulhouse, 55,3 % (26/47) des usagers disent fréquenter à la fois la Boutique et Trait d'Union (Centre d'accueil de AIDES et/ou le Bus).

### *3.4.2 A Bâle-Ville*

Environ 3 usagers sur 10 déclarent (27,7 %) être allés au moins une fois, dans une structure à bas seuil d'accès avec salle d'injection à moindre risque à Bâle durant le mois précédant l'enquête. Les perceptions de l'utilité d'une telle structure seront abordées dans la deuxième partie de la recherche.

## 3.5 Dépistage et prévalence des infections (V.I.H., V.H.B., V.H.C.)

Une grande majorité des participants dit avoir fait des tests de dépistage V.I.H., V.H.B. et V.H.C. Parmi les répondants, 97,9 % ont été testés pour le V.I.H., 89,4 % pour le V.H.B. et 95,7 % pour le V.H.C. *(tab. 9)*

Tableau 9 : Dépistage (N=47) et statuts sérologiques

| | Nombre | % |
|---|---|---|
| **Dépistage** | | |
| V.I.H. | 46 | 97,9 |
| V.H.B. | 42 | 89,4 |
| V.H.C. | 45 | 95,7 |
| **Statut sérologique** | | |
| V.I.H. positif | 2 | 4,3 |
| V.H.B. positif | 6 | 14,3 |
| V.H.C. positif | 23 | 51,1 |

Selon le type de structure, la réalisation du dépistage du V.H.B. varie. Elle est de 82,4 % pour les lieux fixes, 91 % pour la Boutique et 100 % pour le Bus et la rue. Parmi les usagers (35/47) déclarant avoir une sérologie négative au V.H.B., seul 42,8 % (15/35) déclarent être vaccinés contre l'hépatite B.

Pour le dépistage V.H.C., on retrouve ces différences selon le type de structure avec un taux variant de 94 % pour les lieux fixes à 100 % pour le Bus et la rue.
La fréquence du dépistage V.I.H. varie de 95,5 % à 100 % selon le type de structure. Le Bus et le Travail de rue permettent des contacts plus personnalisés avec les usagers.

> *"Les usagers viennent en petit nombre, ce qui permet des discussions plus approfondies et des réponses plus adaptées à chacun."* (Intervenant Trait d'Union)

Dans les services d'accueil (Boutique ou lieu fixe), le nombre important de personnes venant au même moment rend difficile les entretiens individuels compte tenu du faible nombre d'intervenants.

Les prévalences constatées chez les usagers de drogues fréquentant les S.B.S. du Haut-Rhin, sont respectivement de 14,3 % pour le V.H.B., 51,1 % pour le V.H.C. et 4,3 % pour le V.I.H. *(tab. 9)* Les taux de prévalences constatés dans les S.B.S. ne diffèrent pas des taux des centres de soins spécialisés aux toxicomanes.[41]

## 3.6 Les poly-consommations : nouvelles problématiques

### *3.6.1 Multiplication des produits consommés et évolution des modes d'usages*

L'information porte sur la consommation de produits licites et illicites au cours du dernier mois. Le tableau 10 présente une classification des "produits" consommés. Il a été demandé également d'indiquer s'il s'agissait d'un médicament prescrit par un médecin (licite) et/ou acheté dans la rue (illicite) et quel était le mode de consommation (injecté, sniffé, fumé et/ou prise orale).

---

[41] Evolution du profil infectieux des toxicomanes suivis en centres de soins spécialisés dans le Haut-Rhin (statut sérologique connu). D.D.A.S.S. du Haut-Rhin

Plus des trois quarts des usagers fréquentant les S.B.S. suivent un traitement de substitution au Subutex® (38/47) et 92,1 % (35/38) se l'injectent; seuls 7,9 % ne l'injectent jamais. 6,4 % (3/47) en consomment sans aucune prescription.

Tableau 10 : Origine du "produit" et mode de consommation

| | Prescrit par un médecin | Acheté dans la rue | Produit injecté | Produit sniffé | Produit fumé | Prise orale |
|---|---|---|---|---|---|---|
| **Subutex®** (N=41) | 38<br>92,7 % | 5<br>12,2 % | 38<br>92,7 % | 8<br>19,5 % | 1<br>2,4 % | 13<br>31,7 % |
| **Benzodiazépines** (N=21) | 12<br>57,1 % | 9<br>42,9 % | 4<br>19,0 % | 2<br>9,5 % | 1<br>4,8 % | 18<br>85,7 % |
| **Cocaïne** (N=13) | -<br>- | 13<br>100,0 % | 12<br>92,3 % | 5<br>38,5 % | 1<br>7,7 % | -<br>- |
| **Ecstasy** (N=8) | -<br>- | 8<br>100,0 % | 2<br>25,0 % | 0<br>0,0 % | 0<br>0,0 % | 6<br>75,0 % |
| **Héroïne** (N=5) | -<br>- | 5<br>100,0 % | 5<br>100,0 % | 0<br>0,0 % | 1<br>20,0 % | -<br>- |
| **L.S.D./Speed** (N=5) | -<br>- | 5<br>100,0 % | 1<br>20,0 % | -<br>- | -<br>- | 4<br>80,0 % |
| **Méthadone®** (N=4) | 3<br>75,0 % | 1<br>25,0 % | 1<br>25,0 % | -<br>- | 1<br>25,0 % | 3<br>75,0 % |
| **Autres** (N=3)<br>Diantalvic®, Orténal® | 2<br>66,7 % | 1<br>33,3 % | 1<br>33,3 % | 0<br>0,0 % | 0<br>0,0 % | 2<br>66,7 % |
| **Sulfate de morphine** (N=1) | 1<br>100,0 % | 0<br>0,0 % | 1<br>100,0 % | 0<br>0,0 % | 0<br>0,0 % | 0<br>0,0 % |

Lors de discussions avec des injecteurs de Subutex®, nous avons pu constater que les usagers connaissent les risques liés à l'injection de ce médicament et qu'ils reconnaissent l'absence de plaisir. Pourtant 9 usagers sur 10 l'injectent malgré les abcès, les veines sclérosées, les nécroses et les phlébites, malgré l'absence de flash, malgré les mains enflées, les oedèmes et les risques d'embolie pulmonaire. La dépendance n'est pas seulement liée au facteur "produit" mais aussi au mode d'administration. Le besoin d'injecter, la dépendance à la seringue et au rituel sont les raisons principales de l'injection.

Si le Subutex® n'a pas permis l'arrêt de l'injection pour un certain nombre, il a permis de sortir d'une "galère" quotidienne et "un meilleur accès à la santé".[42]

> *"Depuis maintenant plus de trois ans je me suis passé totalement d'opiacé et c'est pour moi, vraiment un succès inespéré. Seulement problème, je suis devenu "piquomaniaque" : effectivement je reste comme avec un squelette de quelque chose. C'est à dire, j'ai effectivement depuis 95 le même boulot, j'ai reconstruit une famille, j'ai récupéré mon môme... mais je reste avec les pompes* (seringues)". (Pascal)

Il serait donc "illusoire et dangereux de vouloir nier les pratiques et le besoin d'injection des personnes en traitement de substitution"[43] sous peine de voir les usagers abandonner la substitution pour l'héroïne.[44]
Le Subutex® prescrit est la substance qui a été consommée par injection le plus régulièrement durant le mois précédant l'enquête. 50 % des usagers (19/38) déclarent faire entre 2 et 5 injections par jour (moyenne 2,08). Le nombre d'injections est multiplié par deux lorsqu'il s'agit de consommation de cocaïne.

La poly-consommation qui était jusqu'à présent marginale, s'est considérablement développée (89,9 %), ce qui laisse supposer une poly-dépendance non négligeable. Aux produits psychoactifs illicites dits "classiques" sont venus s'ajouter des "nouveaux produits" (Ecstasy, L.S.D., Speed) qui viennent complexifier les problématiques rencontrées.
On trouve une consommation importante d'alcool en association avec d'autres produits et notamment avec du Subutex® chez 76,9 % des cas (20/26) ou avec des Benzodiazépines chez 73 % des cas (19/26).

---

[42] Jérôme Soletti, *Usager de drogue : la substitution améliore l'accès à la santé*. Remaides, n°30, AIDES Paris et Ile-de-France, Décembre 1998.
[43] AIDES Fédération Nationale, *Impact d'un traitement de substitution dans la vie des usagers de drogue reçus dans le réseau AIDES*. 1er octobre 1998.
[44] Depuis début 2001, les différentes équipes de Réduction des risques (Bémol et Trait d'Union) constatent que des usagers, substitués au Subutex®, sont retournés à une consommation d'héroïne.

L'association Subutex®, benzodiazépines et alcool est constatée chez 53,8 % (14/26) des usagers.[45]
L'héroïne semble moins consommée ou moins disponible au contraire de la cocaïne, sans qu'il soit possible de l'affirmer (respectivement 10,6 % et 25,5 %). Concernant les drogues de synthèse et notamment l'ecstasy, les intervenants notent une recrudescence de la poly-consommation (17 %) et de surcroît un nouveau mode de consommation tel que l'injection d'ecstasy (6,4 %).
Les autres produits consommés par la majorité des usagers sont le cannabis (80,9 %), l'alcool (55,3 % soit 26/47) et les benzodiazépines (44,7 %). Très peu consommés, le L.S.D./speed (10,6 %), la Méthadone® (8,5 %), Diantalvic®/Orténal® (6,4 %) et enfin les sulfates de morphine (2,1 %). On ne trouve pas de consommateur de crack.

### *3.6.2 Prix*

L'arrivée des traitements de substitution a eu un impact énorme sur la baisse des prix des produits stupéfiants sur le marché noir (surtout à Mulhouse) et notamment de l'héroïne. Aujourd'hui, un gramme d'héroïne coûte entre 400 et 600 francs (60,98 et 91,47 €) alors qu'il était vendu auparavant 1 200 francs (182,94 €). La cocaïne coûte 600 francs le gramme (91,47 €). Le comprimé de Rohypnol® (benzodiazépine) coûte entre 5 et 15 francs (0,76 et 2,28 €), le comprimé de Subutex® coûte entre 30 et 50 francs (4,57 et 7,62 €) et le flacon de 60 mg de Méthadone® coûte 50 francs (7,62 €). Le cachet d'ecstasy coûte entre 50 et 100 francs (7,62 et 15,24 €).

## 3.7 Du rituel à la prise de risque

L'acte d'injection est un rituel[46] individuel ou collectif qui est chargé de sens d'un point de vue symbolique. Mais comme le note David Le

---

[45] Sur 20 cas d'overdoses attribuées au Subutex® (France), une étude a montré que dans 18 cas, il y avait eu consommation de benzodiazépines et/ou d'alcool. (Institut de Médecine Légale, Strasbourg 1998).

[46] Martine Segalen donne une définition utile du rite en se basant des travaux d'Emile Durkheim, de Marcel Mauss, de Mary Douglas, de Pierre Bourdieu... : "Le rite ou rituel est

Breton, "La conduite de risque n'est pas aveugle, elle demeure dans la ritualisation".[47] Quand le rituel est collectif, il est susceptible de partage contaminateur du V.I.H. et des Hépatites B et C. Patricia Bouhnik et Sylviane Touze écrivent à ce propos que "lorsque la pratique du shoot (injection) entre dans leur mode de vie, les personnes vont vivre une alternance de moments de plaisirs, de tensions, d'insécurité et de prises de risques. Ce régime va conduire les plus fragiles à augmenter les risques pris, à vivre au plus près de leur dépendance au produit, et à fixer un minimum d'habitudes".[48]
L'information et l'éducation sur l'acte d'injection deviennent, dans ce cas, une priorité afin de donner à l'usager de drogues les moyens de choisir librement son risque et d'en limiter les conséquences.

> *"Pour faire ton shoot de sub.* (Subutex®)*, tu choisis d'abord un lieu où tu ne risques pas d'être surpris. Ensuite, tu as besoin d'une shooteuse* (seringue)*, des tampons alcoolisés, de l'eau, un filtre à cigarette et un fond de canette de coca. Tu mélanges ton sub. avec l'eau pour bien le dissoudre, tu mets un morceau du filtre à cigarette sur ton mélange et tu plantes l'aiguille dans le filtre, tu aspires".* (Michel)

Le filtre et le récipient (boîte de coca, cuillère) sont souvent réutilisés et/ou partagés.

> *"Quand tu n'as plus de produit et que tu te retrouves en manque, t'es obligé de refaire les cotons. Après avoir mis de l'eau dans une cuillère, tu appuies sur le filtre* (filtre usagé et imbibé de produit) *pour récupérer un max. de produit".* (Philippe)

---

un ensemble d'actes formalisés, expressifs, porteurs d'une dimension symbolique. Le rite est caractérisé par une configuration spatiotemporelle spécifique, par le recours à une série d'objets, par des systèmes de comportements et de langages spécifiques, par des signes emblématiques dont le sens codé constitue l'un des biens communs du groupe." (Martine Segalen, *Rites et rituels contemporains*, Ed. Nathan, Paris, 1998).

[47] David Le Breton, *Passions du risque*. Ed. Métailié, 2000, op. cit., p. 112.

[48] Patricia Bouhnik et Sylviane Touze, *Du plaisir à l'état d'urgence. La part de la santé et des prises de risques chez les usagers de drogues dures concernés par le VIH*. Prévenir, n°28, Septembre 1995.

Les usagers ont été interrogés sur leurs pratiques de consommation dans le mois précédent l'enquête (mai 2000) et lors de la dernière injection pour ce qui concerne le lieu, les conditions et le devenir de la seringue utilisée. Les questions portant sur le dernier mois concernaient le nombre moyen d'injections par jour, le nombre moyen d'utilisations de la même seringue. Il a également été demandé s'ils avaient utilisé à plusieurs le même produit, la même eau, la même cuillère (ou récipient), le même filtre ainsi que s'ils avaient fait ou refait le coton et s'ils avaient repris une seringue dans un container. Enfin, il leur a été demandé s'ils avaient partagé leur seringue et le cas échéant, avec qui et pourquoi. Pour éviter des réponses floues concernant le partage de seringue, trois questions ont été posées de manières différentes : utilisation de la même seringue à plusieurs, prêt de la seringue après utilisation et partage ou utilisation de la seringue usagée d'un autre. *(tab. 11)*

### *3.7.1 Partage de la seringue et du reste du matériel d'injection dans le dernier mois*

36,2 % des participants (17/47) déclarent avoir partagé (12,8 % prêté et 29,8 % emprunté) une seringue pendant le dernier mois et 44,7 % (21/47) déclarent avoir partagé le matériel de préparation : la cuillère (17 %), l'eau (17 %) ou les cotons (10,6 %), le produit (27,7 %).
Le partage du produit est pour une majorité basé sur la technique de "frontloading"[49] ou de "backloading".

> *"Une fois que le produit est dans la seringue, tu en mets une partie dans une autre en utilisant le côté du piston de la pompe* (seringue) *après avoir enlevé le piston".* (Bruno)

Parmi ceux qui disent avoir partagé la seringue dans le dernier mois, ce partage a eu lieu avec des amis (66,6 % des cas), un partenaire sexuel (16,6 % des cas) ou un inconnu (16,6 % des cas).

---

[49] France Lert, *Les pratiques de "frontloading" à Berlin*. Transcriptase, n°48, Septembre 1996.

Tableau 11 : Prises de risques chez les usagers.
Partage de seringues et relations sexuelles non protégées (N=47)

| | Nombre | % |
|---|---|---|
| **Partage de seringue*** | 17 | 36,2 |
| **Partage du matériel de préparation*** | 21 | 44,7 |
| **Nombre d'injection par jour** | | |
| 1 fois par jour | 19 | 40,4 |
| 2-4 par jour | 26 | 55,3 |
| > 4 par jour | 2 | 4,3 |
| **Lieu de consommation**** | | |
| Appartement | 36 | 76,6 |
| Lieu extérieur | 11 | 23,4 |
| **Injection en solitaire*** | 26 | 55,3 |
| **Relation avec partenaire stable***** (N=19) | | |
| Toujours utilisé préservatif | 7 | 36,8 |
| Jamais utilisé préservatif | 7 | 36,8 |
| Partenaire non usager de drogues | 10 | 52,6 |
| **Relation avec partenaire(s) occasionnel(s)***** (N=28) | | |
| Toujours utilisé préservatif | 15 | 53,6 |
| Jamais utilisé préservatif | 6 | 21,4 |
| **Préservatif lors du dernier rapport sexuel** | 24 | 51,1 |

* Lors du dernier mois ; ** Lors de la dernière injection ; *** Durant les six derniers mois. 4 fréquences d'utilisation : toujours, presque toujours, parfois, jamais (la somme = 100 %).

Dans la liste des items proposés pour expliquer le partage, le fait que la seringue avait été nettoyée revenait dans 42,8 % des cas, que la seringue était empruntée à des "gens sûrs" dans 42,8 % des cas, que l'usager n'a pas pu résister dans 28,6 % des cas, que les pharmacies étaient fermées et que l'usager n'avait pas d'argent dans 28,6 % des cas, que l'usager était en manque dans 14,3 % des cas. Malgré les efforts entrepris depuis plusieurs années, les options adoptées connaissent certaines limites. Les initiatives d'information et d'accessibilité au matériel d'injection (Boutique, Bus, lieux fixes, équipe de rue et distributeur/échangeur de seringues) ont facilité des changements importants des pratiques. Cependant comme le fait remarquer Julien Emmanuelli, les "motifs de mise en commun n'ont pas seulement à voir avec la disponibilité des seringues"[50] et nous pouvons alors envisager qu'il y a un **relâchement de prévention en l'absence d'une proximité directe avec le V.I.H./Sida** (connaissance d'une personne touchée et/ou décédée par la maladie). Au delà des objectifs d'ordre moral, il faut comme le note Sylvie Geismar-Wieviorka, "qu'à chaque fois qu'un toxicomane est amené à prendre un quelconque risque, de lui donner les moyens de l'éviter".[51]

### *3.7.2 Reprise d'une seringue dans un container dans le dernier mois*

10,6 % (5/47) des usagers ont déclaré avoir repris une seringue dans le container. En effet les S.B.S. de Mulhouse remettent des containers aux usagers (ou en déposent dans les squats), en même temps que des seringues stériles, afin de pouvoir récupérer et éliminer dans de bonnes conditions les seringues usagées.
Dans un cadre strictement personnel du container, reprendre une seringue dans un container signifie une réutilisation d'une seringue déjà utilisée par soi. Cependant, cette pratique expose à réutiliser une seringue déjà utilisée par un autre usager si le container est utilisé par plusieurs personnes.

> *"Quand il n'y a plus de seringues propres dans le squat, on en prend une déjà utilisée, la moins crade et on la nettoie avec de l'eau stérile".* (Philippe)

### *3.7.3 Réutilisation de la seringue dans le dernier mois*

70,2 % (33/47) des usagers ont déclaré avoir réutilisé leur seringue au moins une fois lors du mois précédent l'enquête (44,7 % de 2 à 5 fois et 4,3 % plus de 5 fois).

---

[50] Julien Emmanuelli, France Lert, Marta Valenciano, *Caractéristiques sociales, consommation et risques chez les usagers de drogue fréquentant les programmes d'échange de seringues en France*. In.V.I., I.N.S.E.R.M., Novembre 1999, op. cit., p.49.
[51] Sylvie Geismar-Wieviorka, *Les toxicomanes ne sont pas tous incurables*. Ed. du Seuil, 1998, op. cit., p. 197.

### *3.7.4 Fréquence des injections dans le dernier mois*

Tous les usagers injecteurs (N=47) ont donné le nombre d'injections quotidiennes qu'ils ont fait pendant le mois précédent l'enquête. Tous déclarent faire au moins une injection par jour (40,4 % en font une seule, 55,3 % de 2 à 4 et 4,3 % en font 5 et plus par jour). La moyenne étant de 2,2 injections par jour.

### *3.7.5 Caractéristiques de la dernière injection*

Pour leur dernière injection, 23,4 % des participants (11/47) déclarent avoir consommé à l'extérieur (rue, squat, toilettes publiques, escalier ou parking). La confrontation à l'urgence (être en manque, trouver de l'argent et un vendeur, ne pas avoir de logement, etc.) pousse souvent à consommer dans des conditions précaires (escaliers, toilettes publiques, squat, etc.) et dans ce cas, ils sont davantage exposés aux risques.

Après l'injection 48,9 % des personnes (23/47) déclarent avoir jeté la seringue avec précaution (en cassant l'aiguille et en mettant la seringue dans une canette), 42,6 % (20/47) l'avoir ramenée à un S.B.S., 6,4 % (3/47) l'avoir jetée sans précaution et 2,1 % (1/47) avoir caché la seringue pour la réutiliser.

### *3.7.6 L'injection en solitaire*

Lors de la dernière injection, 55,3 % (26/47) des usagers déclarent l'avoir fait seul. 90,9 % des usagers injectant à l'extérieur et 44,4 % injectant en appartement, le font seul. Ce taux démontre une solitude des consommateurs mais soulève la question d'éventuels surdosages qui passeraient inaperçus et pourraient s'avérer fatals.

## 3.8 Abcès, poussière, phlébite et overdose dans le dernier mois

En l'absence de données spécifiques concernant le nombre d'abcès, phlébites, etc. soignés sur le département du Haut-Rhin, aucun interlocuteur hospitalier n'a pu s'exprimer avec certitude sur une éventuelle augmentation ou diminution de la fréquence des abcès et/ou phlébites.[52] Cependant, les différents rapports d'activité de la Boutique Bémol montrent que le nombre de suivis d'excisions d'abcès a fortement augmenté (+ 365 %), passant de 26 en 1998 à 121 en 2001. Il a donc été demandé aux participants d'informer s'ils avaient fait un abcès, une poussière, une phlébite ou une overdose le mois précédant l'enquête. *(tab. 12)*

Tableau 12 : Abcès, poussière, phlébite et overdose (N=47)

| | Nombre | % |
|---|---|---|
| Abcès | 9 | 19,1 |
| Poussière | 8 | 17,0 |
| Phlébite | 2 | 4,3 |
| Overdose | 0 | 0,0 |
| **Total** | **47** | **40,4** |

40,4 % des usagers ont fait une complication après avoir fait une injection : 19,1 % (9/47) déclarent avoir fait au moins un abcès, 17 % (8/47) une poussière, 4,3 % (2/47) une phlébite et 0 % une overdose.

Un abcès est une infection localisée du tissu sous-cutané, secondaire à des injections pratiquées dans de mauvaises conditions d'hygiène telles que : mains sales, mauvaise manipulation de la seringue, réutilisation de seringues, pas de désinfection préalable, manque d'hygiène du produit.

Un abcès nécessite souvent une intervention médico-chirurgicale et s'il n'est pas ou mal traité peut, en plus d'une lente et mauvaise cicatrisation,

[52] Informations recueillies auprès d'E.C.I.M.U.D. et le Centre Hospitalier de Mulhouse.

ébouncher sur une infection généralisée appelée bactériémie ou epticémie (passage de bactéries dans le sang qui, sans traitement ntibiotique, peut entraîner la mort).

Jne poussière (choc anaphylactique) est une décharge bactérienne au noment de l'injection, entraînant des symptômes de type frisson, suée idem au syndrome de manque) secondaire à la réaction de l'organisme ontre les microbes. Elle est due à de mauvaises conditions d'hygiène : nains sales, mauvaise manipulation de la seringue, réutilisation de eringues, pas de désinfection préalable, manque d'hygiène du produit.

.es phlébites sont des inflammations de la paroi veineuse, secondaires à 'irritation provoquée par le produit et la fréquence des injections, en articulier en ce qui concerne la cocaïne.

## 3.9 Utilisation du préservatif

'endant le six derniers mois, 59,6 % (28/47) déclarent avoir eu au moins ne relation sexuelle avec un partenaire occasionnel et 21,4 % (6/28) éclarent ne pas avoir utilisé de préservatif.
0,4 % (19/47) ayant eu des rapport avec un partenaire stable, celui-ci tait usager de drogues dans 47,4 % des cas (10/19). 36,8 % (7/19) éclarent utiliser toujours un préservatif. Lors du dernier rapport sexuel, 1,1 % (24/47) déclarent avoir utilisé un préservatif.

**.es Structures à bas seuil d'accès avec programme d'échange de eringues pour lesquelles l'abstinence n'est pas une condition à l'aide ociale ou aux soins de santé, jouent un rôle capital dans la réduction es risques de contamination du V.I.H. et des Hépatites. Toutefois, eurs actions "ne peuvent suffire à prévenir efficacement les ituations à risque"[53]. Des efforts concernant la diminution des ommages liés à l'abus des drogues et notamment l'amélioration des onditions d'hygiène de l'injection doivent être faits.**

---

Julien Emmanuelli, France Lert, Marta Valenciano, *Caractéristiques sociales, onsommation et risques chez les usagers de drogue fréquentant les programmes d'échange e seringues en France*. In V.I., I.N.S.E.R.M., Novembre 1999, op. cit., p.49.

# III. L'ORDRE PUBLIC

## 1 INTRODUCTION

### 1.1 La "scène"

A Mulhouse, les principaux lieux de transaction de drogues et de regroupement des usagers se situent au centre ville rue du Sauvage et attirent de ce fait plus l'attention par rapport aux problèmes d'ordre public. Les usagers fréquentent la rue, du Sauvage, surtout entre 13 h et 19 h. L'atmosphère entre consommateurs est calme et peu violente.
Différentes protestations des commerçants de cette rue ont eu lieu depuis quelques années en raison d'un afflux assez important de consommateurs provenant de Mulhouse et de sa ceinture.

> *"Les associations de commerçants nous mettent une pression permanente, elles ne cautionnent rien de ce qu'on peut leur dire et de ce que l'on essaye de défendre et de protéger en terme d'intelligence de politique de prévention. [...] Pour eux, nous sommes les complices des toxicos de Mulhouse."* (Autorités policières)

### 1.2 Objectifs et méthode

Après les informations liées directement aux conditions d'injection, ce chapitre traitera des questions qui déterminent ces dernières de manière indirecte. La question soulevée est de savoir quel est le lien entre les conditions d'injection des usagers de drogues et l'ordre public ?
On connaît actuellement peu les opinions de la population dans ce domaine et, dans la mesure où l'approbation d'actions destinées à réduire les problèmes liés à la toxicomanie dépend de la compréhension et de l'image que la population a du problème, il était important de mieux définir les opinions qui prévalent à ce sujet. Il s'agit d'examiner l'acceptabilité des structures à bas seuil d'accès à la lumière des représentations sociales et pour cela, nous aborderons les représentations, la perception des structures à bas seuil d'accès, la répression policière, l'offre et la récupération du matériel d'injection.

Un échantillon de la population résidant à Mulhouse, âgée de 21 à 83 ans, a été interrogé (N=90) par l'intermédiaire d'un questionnaire semi-ouvert envoyé par courrier *(cf. Annexe 2)*. La répartition a été faite de la manière suivante : 11,1 % des questionnaires sur la scène, 33,3 % des questionnaires dans les quartiers d'implantation des S.B.S. et 55,6 % des questionnaires sur les autres quartiers de la ville. Le taux de retour a été de 48,9, soit 44 questionnaires (25 femmes et 19 hommes).

Tableau 13 : Répartition questionnaires population

| | **Questionnaires envoyés** | **Questionnaires remplis** | **% retour** |
|---|---|---|---|
| Quartiers S.B.S. | 30 | 12 | 40,0 |
| Scène de Mulhouse | 10 | 8 | 80,0 |
| Mulhouse (hors quartiers SBS et scène) | 50 | 24 | 48,0 |
| **Total** | **90** | **44** | **48,9** |

## 2 REPRESENTATIONS DU "TOXICOMANE"

Tableau 14 : D'une manière générale, vous sentez-vous ... concerné(e) par le problème de la drogue dans votre ville ?

| | Nombre | % (N=44) |
|---|---|---|
| **beaucoup** | 11 | 25,0 |
| **assez** | 12 | 27,3 |
| **peu** | 13 | 29,5 |
| **Pas du tout** | 8 | 18,2 |

Un peu plus de la moitié (52,3 %) de l'échantillon interrogé se sent concernée par le problème de la drogue dans leur ville et seulement 18,2 % ne se sentent pas du tout concernés *(tab. 14)*.

Sur le plan des représentations sociales, le consommateur de drogues par injection est avant tout perçu comme une difficulté parmi d'autres dans la société (88,6 %), un malade (95,4 %) et non comme un parasite (22,7 %) ou un délinquant (36,3 %) même si 77,3 % pensent qu'il représente un danger pour autrui et 75 % que l'on ne peut pas lui faire confiance.

L'échantillon interrogé pense que le consommateur de drogues par injection sait se protéger du Sida et des Hépatites s'il est bien informé (63,6 %). Cependant, seulement 34,1 % pensent qu'il peut garder son emploi même après plusieurs années et 27,3 % pensent qu'il peut élever un enfant. Enfin, les personnes interrogées pensent qu'il y a toujours une chance de se sortir de la drogue (88,6 %), même après plusieurs échecs de thérapies *(tab. 15)*.

Tableau 15 : A votre avis, quelqu'un qui consomme régulièrement des drogues par injection…

| | D'accord | |
|---|---|---|
| | Nombre | % (N=44) |
| est plutôt un malade | 42 | 95,4 |
| est plutôt un parasite social | 10 | 22,7 |
| est plutôt un délinquant | 16 | 36,3 |
| représente une charge intolérable pour la société | 11 | 25,0 |
| représente une difficulté parmi d'autres dans la société actuelle | 39 | 88,6 |
| c'est quelqu'un à qui on peut faire confiance | 6 | 13,6 |
| c'est quelqu'un à qui on ne peut pas faire confiance | 33 | 75,0 |
| par son comportement, il représente un danger pour autrui | 34 | 77,3 |
| par son comportement, il ne représente pas de danger pour autrui | 4 | 9,2 |
| depuis 10 ans et garder son emploi, c'est possible | 15 | 34,1 |
| et élever son enfant, c'est possible | 12 | 27,3 |
| lorsqu'il est bien informé, est capable d'adopter des comportements sans risques par rapport au Sida et aux Hépatites | 28 | 63,6 |
| a toujours des chances de sortir de la drogue, même après plusieurs échecs de thérapies | 39 | 88,6 |

# 3 PERCEPTION DES STRUCTURES A BAS SEUIL D'ACCES

Dans un premier temps, il s'agit de voir l'importance du problème "drogue" par rapport à d'autres problèmes perçus par l'échantillon mulhousien. Puis, il s'agira de voir la perception des structures à bas seuil d'accès. Sont-elles connues par la population ? Entraînent-elles des nuisances ? La population est-elle favorable à ces structures ?

## 3.1 Le problème "drogue" par rapport à d'autres problèmes de quartier

Tableau 16 : A votre avis, dans votre quartier, y a-t-il ...

| Beaucoup/assez de ... | Nombre | % (N=44) |
|---|---|---|
| **Nuisances sonores** | 23 | 52,3 |
| **Insécurité** | 17 | 38,6 |
| **Problème de voisinage** | 8 | 18,2 |
| **Saleté** (Tags, déchets...) | 28 | 63,6 |
| **Problèmes d'alcoolisme** | 12 | 27,3 |
| **Problème de drogues** | 17 | 38,6 |

Il est intéressant de noter que les problèmes "de nuisances sonores" et "de saleté" constituent, de manière générale, les problèmes les plus préoccupants pour la population interrogée. *(tab. 16)* A noter que le taux pour les problèmes "d'insécurité" est assez élevé.

## 3.2 Structures à Bas Seuil d'accès connues par les habitants

Il apparaît normal qu'une S.B.S. implantée dans un quartier soit connue par ses habitants. Cependant et au contraire de ce que l'on pourrait croire, une majorité de l'échantillon connaît l'existence d'au moins une S.B.S (61,3 %). En regardant de plus près les sources par lesquelles les répondants disent la connaître, on s'aperçoit que dans l'ensemble, ils en ont entendu parler (34,1 %). A noter que parmi les habitants d'un quartier où est implanté une S.B.S., une majorité l'a visitée *(tab. 17)*.

Tableau 17 : Connaissez-vous un centre d'aide aux "toxicomanes" ?

| | Nombre | % (N=44) |
|---|---|---|
| L'ai visité | 7 | 15,9 |
| L'ai vu | 5 | 11,3 |
| En ai entendu parler | 15 | 34,1 |
| **Total** | **27** | **61,3** |

## 3.3 Nuisances perçues des Structures à Bas Seuil d'accès

Les problèmes rencontrés proviennent d'une part des nuisances objectives créées par la consommation de drogues (seringues qui traînent par exemple), et d'autre part de situations qui sont subjectivement appréciées de manières très différentes car, soit elles ont existé ou soit on imagine qu'elles pourraient survenir *(tab. 18)*. Ceci peut alors engendrer une rupture de l'ordre public qu'un quartier à l'habitude de connaître (concentration de toxicomanes, bruit, sentiment d'insécurité).[54]

> *"Une fois en soirée, il y a eu des cris d'un hôte qui croyait que la Boutique était ouverte. Après explication avec la personne, elle s'est excusée et est repartie."* (Une habitante)

On peut constater que pour une grande partie des personnes interrogées, les centres pour "toxicomanes" n'entraînent aucune nuisance pour le voisinage (47,7 %). Si on regarde de plus près, on s'aperçoit que les

[54] Daniel Kübler, Dominique Malatesta, Dominique Joye, Dominique Hausser, *Entre santé publique et ordre public. L'impact urbain des services pour consommateurs de drogues illégales en Suisse*. Rapport de recherche n°137, août 1997.

nuisances sont essentiellement perçues en terme "de mauvais exemple" et "d'insécurité". On suppose donc qu'une représentation diffuse des nuisances est plus importante que les signes objectifs de la présence d'usagers de drogues car à la question *"Quelle serait votre réaction si un centre pour "toxicomanes" devait s'ouvrir dans votre quartier ?"*, 54,6 % (24/44) de l'échantillon répond qu'il serait favorable.

Tableau 18 : Pensez-vous que les centres
pour "toxicomanes" entraînent des nuisances pour le voisinage ?

| | Nombre | % (N=44) |
|---|---|---|
| **Seringues qui traînent** | 13 | 29,5 |
| **Vomissures** | 8 | 18,2 |
| **Vols** | 10 | 22,7 |
| **Dégradation des lieux** | 10 | 22,7 |
| **Tapage nocturne** | 12 | 27,3 |
| **Insécurité / agression** | 17 | 38,6 |
| **Mauvais exemple pour les enfants / les jeunes** | 20 | 45,4 |
| **Autres** | 1 | 2,3 |
| **Aucune nuisance** | 21 | 47,7 |

**Sans réelle volonté d'information auprès de la population, les S.B.S. donneront encore lieu à de multiples controverses et cristalliseront des craintes diverses : craintes de favoriser la consommation de drogues, craintes de troubles de l'ordre public dans les quartiers concernés, d'attraction du trafic de drogues, etc.**

# 4 REPRESSION POLICIERE

Les usagers de drogues qui entrent dans le système répressif au titre de leur toxicomanie le font à travers une interpellation par les services de police, de gendarmerie et des douanes pour Infractions à la Législation sur les Stupéfiants (I.L.S.).[55]

Les chiffres du tableau 19 sont éloquents. Nous constatons que les interpellations d'usagers de substances illicites ont augmenté de 61,5 % entre 1995 et 1999. La place des interpellations pour usage de cannabis ne cesse de croître, tandis que celle pour usage d'héroïne subit une nette diminution. (Une conséquence de la substitution ?) Le nombre d'usagers de cocaïne et d'ecstasy est en augmentation depuis 1996. Enfin, nous constatons que les interpellations (1999) portent principalement sur la consommation (96,7 %), alors que le trafic représente 3,3 % (N=47).[56]

Tableau 19 :
Evolution du nombre d'interpellations pour usage de drogues dans le Haut-Rhin

| | 1995 | 1996 | 1997 | 1998 | 1999 | 2000 |
|---|---|---|---|---|---|---|
| Cannabis | 400 | 643 | 949 | 1066 | 1184 | 862 |
| Héroïne | 431 | 354 | 195 | 124 | 99 | 115 |
| Cocaïne | 4 | 7 | 14 | 18 | 55 | 67 |
| Ecstasy | - | - | - | - | 32 | 9 |
| Autres | 22 | 22 | 38 | 62 | 14 | 18 |
| **Total** | **857** | **1 026** | **1 196** | **1 270** | **1 384** | **1 071** |

Source de données : O.C.R.T.I.S. "-" Données disponibles.

La volonté des autorités sanitaires est de ne pas stigmatiser inutilement les usagers de drogues, tandis que les autorités judiciaires souhaitent promouvoir les alternatives sanitaires et sociales à la répression. Nous

[55] Ne seront comptabilisées au titre de l'I.L.S. que les interpellations donnant lieu à la rédaction d'un procès-verbal transmis au parquet.

[56] En 1999, les saisies correspondent à 80 626 g de cannabis, 28 741 g d'héroïne, 368 g de cocaïne, 289 doses d'ecstasy. (Source des données : O.C.R.T.I.S.)

voyons ici clairement que les services de police, de gendarmerie et de douanes continuent à appliquer la loi du 31 décembre 1970 condamnant l'usage simple de toutes les drogues classifiées comme stupéfiants, alors que dans les autres secteurs des circulaires sont venues infléchir la rigueur législative.[57]

La répression policière en matière d'infractions liées aux stupéfiants a une influence directe sur les conditions d'injection. Ce fait engendre, chez les usagers de drogues, un stress qui compromet l'observation des règles d'hygiène nécessaires et, le fait d'injecter dans des lieux inadéquats, au risque de se retrouver seul en cas d'overdose.

[57] Circulaire sur les *"réponses judiciaires aux toxicomanies"* du Ministère de la Justice, 17 juin 1999.

# 5 OFFRE ET RECUPERATION DU MATERIEL D'INJECTION.

## 5.1 Offre de matériel d'injection

Le matériel stérile d'injection est vendu dans les pharmacies sous forme de kit Stéribox® ou par seringue, mais aussi distribué gratuitement par différentes structures (associations et hôpitaux) et également par un distributeur/échangeur. La distribution de seringues s'accompagne du matériel pour la préparation d'une injection stérile : les tampons alcoolisés et secs, l'eau stérile, les cuillères stériles et les filtres se trouvent également dans les kits Stéribox®. Les S.B.S. proposent également en plus, de la pommade cicatrisante, des garrots et des récupérateurs de seringues.

Tableau 20 : Evolution du nombre de seringues vendues dans les pharmacies et distribuées par les S.B.S.

| | 1996 | 1997 | 1998 | 1999 | 2000 | 2001 |
|---|---|---|---|---|---|---|
| **Pharmacies** (1) | **698 712** | **724 926** | **787 658** | **657 846** | **336 990** | **225 966** |
| Seringues sous Stéribox® | 85 232 | 113 996 | 132 098 | 139 336 | 112 830 | 101 106 |
| *Seringues BD 1 ml (unité et sachet de 30) et BD 2 ml (sachet de 20)* | *613 480* | *610 930* | *655 560* | *518 510* | *224 160* | *124 860* |
| S.B.S. (P.E.S.) (2) | 1 902 | 24 201 | 51 191 | 45 761 | 64 875 | 61 871 |
| Distributeur de seringues (2) | - | - | - | - | 3 488 | 9 703 |
| **Moyenne par mois** (Seringues sous Stéribox®+PES) | **7 261** | **11 516** | **15 274** | **15 425** | **15 099** | **14 390** |
| **Total pour chaque année** (Seringues sous Stéribox®+PES) | **87 134** | **138 197** (+58,6 %) | **183 289** (+32,6 %) | **185 097** (+0,9 %) | **181 193** (-2,1 %) | **172 680** (-4,7 %) |

Sources des données : (1) S.I.A.M.O.I.S., In.V.S. ; (2) ARGILE, AIDES et Hôpitaux Civils de Colmar;
"-" : Mise en route du premier distributeur/récupérateur de seringues en juin 2000.

Depuis la mise à disposition du matériel stérile dans le Haut-Rhin, le nombre de seringues distribuées et vendues par année a fortement augmenté jusqu'en 1999 (+ 112,4 %). Cependant, on observe depuis deux années, une diminution de 7,2 % du nombre de seringues distribuées ou vendues.[58] Le tableau 20 reprend depuis 1996, le nombre de seringues distribuées par les S.B.S. et vendues dans les pharmacies.

En plus des Stéribox®, les pharmacies vendent également des seringues BD 1 ml à l'unité sous blister, des seringues BD 1 ml en sachet de 30 et des seringues BD 2 ml en sachet de 20. Ces seringues ne sont pas spécifiques aux U.D.V.I. et sont destinées en premier lieu aux diabétiques. "Excepté au niveau national où ils peuvent effectivement contribuer à estimer les ventes totales de seringues en pharmacie, les volumes [...] permettent plutôt de suivre les tendances en matière de consommation d'autres seringues que celles issues du Stéribox®. Les BD 1ml/30 et 2ml/20 provenant de lots destinés essentiellement aux diabétiques, la proportion de ces seringues consommées par les U.D.V.I. n'est connue qu'au niveau national. Au regard de la méthodologie employée pour déterminer ces proportions et de ce qu'on sait de la grande diversité géographique des pratiques de consommation, il n'est pas raisonnable de les appliquer localement."[59] La diminution de 43,2 % de vente des BD 1ml/unité, 1ml/30 et 2ml/20 entre 1999 et 2000, peut sûrement se justifier en partie par l'arrêt de la fabrication[60] des seringues à insuline BD 2 ml équipées d'aiguilles 12,5 mm/3,3 10° et par le remplacement des seringues à insuline BD 1 ml graduées à 40 unités (de couleur rouge) par des BD 1 ml graduées à 100 unités (de couleur orange), en mars 2000.

On constate une diminution de 19 % de vente de Stéribox® en pharmacies entre 1999 et 2000. Cette diminution est constatée sur les communes de Mulhouse et Colmar où l'activité des P.E.S. est en augmentation de 49,9 % *(tab. 20 et 21)*. Malgré une accessibilité aux seringues plus importante, on constate tout de même qu'elle reste concentrée sur une seule ville (Mulhouse) et qu'elle est encore très insatisfaisante sur

---

[58] L'O.F.D.T. observe une diminution globale de l'usage de la voie injectable. *Tendances récentes et nouvelles drogues en France en 2001*, Juillet 2002.

[59] Julien Emmanuelli, *Contribution à l'évaluation de la politique de réduction des risques SIAMOIS, Description, analyse et mise en perspective des données de ventes officinales de seringues et de produits de substitution en France de 1996 à 1999, Tome 1, Les grandes tendances*. In.V.S., Novembre 2000, op. cit., p. 18.

[60] La production des seringues à insuline 2ml a été interdite par un texte de l'Agence Française de Sécurité Sanitaire des Produits de Santé (A.F.S.S.P.S.).

l'ensemble du département et notamment dans les moyennes et petites villes du Bassin Potassique et du Sundgau, par exemple.

Tableau 21 : Répartition géographique des ventes de Stéribox®

| | 1998 (%) | 2000 (%) |
|---|---|---|
| **Mulhouse** | 45,4 | 39,4 |
| **Colmar** | 28,0 | 26,0 |
| **Habsheim - Huningue** | 12,6 | 13,2 |
| **Altkirch - Thann** | 5,7 | 8,7 |
| **Guebwiller** | 5,2 | 8,8 |
| **Ribeauvillé** | 3,0 | 4,3 |

Sources des données : S.I.A.M.O.I.S., In.V.S., D.D.A.S.S. du Haut-Rhin.

## 5.2 Récupération du matériel d'injection usagé

Les différentes structures à bas seuil d'accès assurent la récupération du matériel d'injection usagé. Pour faciliter le retour, des récupérateurs pouvant contenir environ 50 seringues et des récupérateurs de poche pouvant contenir 5 seringues sont donnés aux usagers et/ou déposés dans différents lieux servant pour les injections (squats).

Le taux de retour des seringues est conséquent dans les S.B.S., il tourne autour de 72,7 % sans que soit exigé (en dehors du P.E.S. de Colmar) auprès des consommateurs, un nombre précis de seringues usagées ramenées pour en recevoir des neuves (*tab. 22*). Cependant un nombre important de seringues usagées n'est pas récupéré (Seringues vendues en pharmacies[61]) : Que deviennent ces seringues ?

[61] Très peu de pharmacies font de la récupération de seringues usagées.

Tableau 212 : Evolution du nombre de seringues récupérées par les SBS

| | 1996 | 1997 | 1998 | 1999 | 2000 | 2001 |
|---|---|---|---|---|---|---|
| **Seringues récupérées** (SBS) | 1 172<br>61,6 % | 21 302<br>88,0 % | 37 935<br>74,1 % | 43 012<br>94,0 % | 45 393<br>66,4 % | 42 543<br>59,4 % |

Source des données : ARGILE, AIDES et Hôpitaux Civils de Colmar.

Il n'existe pas actuellement au niveau des villes une réelle politique de récupération des seringues. Les services de voirie ne peuvent pas nous informer sur le nombre de seringues trouvées dans les squares, w-c publics, etc. La seule information est donnée par l'équipe de rue qui comptabilise depuis 1999 les seringues qu'elle ramasse sur Mulhouse. Le taux de seringues ramassées correspond à 2,1 % (768 seringues) des seringues récupérées par les S.B.S. du département en 1999 ; 3,3 % (1 495 seringues) en 2000 et 3,4 % (1 438 seringues) en 2001.

# IV. SYNTHESE DES CONDITIONS D'INJECTION DANS LE HAUT-RHIN

L'objectif de cette première partie était de déterminer les conditions d'injection des usagers de drogues dans le département du Haut-Rhin. Après avoir rassemblé toutes les informations disponibles, nous pouvons présenter une synthèse de l'évolution des indicateurs indirects depuis 1995. Cependant nous ne pouvons pas donner une réelle évolution des indicateurs directs.[62]

Dans ce dernier tableau *(tab. 23)*, nous donnons une synthèse des indicateurs que nous avons retenus pour caractériser les conditions d'injection.

Pour chaque indicateur, nous avons indiqué les évolutions par des flèches : "➚" augmentation, "➘" diminution, "➔" pas d'évolution. En cas d'évolution significative, nous l'avons indiquée par deux flèches successives.

Pour les indicateurs "situation sociale, fréquence de l'injection, pratiques à risque, lieu de l'injection et abcès", nous avons choisi d'indiquer par un "**+**", ceux qui posent problèmes et par "**+++**", ceux qui sont très inquiétants.

Nous constatons un grand progrès sur l'accessibilité du matériel d'injection à Mulhouse. En même temps, la situation sociale des usagers en traitement de substitution s'est améliorée en partie mais reste inquiétante concernant l'accès au logement. Néanmoins, et de manière plus spécifique, la situation est très insatisfaisante et inquiétante sur un certain nombre d'aspects :

- L'accès au matériel stérile (gratuit et anonyme) et facile d'accès n'est pas suffisant dans la plupart des villes du Haut-Rhin : 83 % des services à bas seuil d'accès sont concentrés sur Mulhouse.

---

[62] Il était difficile de compiler les données de chaque structure dont les méthodes de recueil d'informations sont très différentes. Ceci met en évidence un problème de coordination des activités en matière de récolte de données.

- Les comportements à risques sont très élevés : 29,8 % déclarent avoir emprunté la seringue d'un autre usager tandis que 12,8 % déclarent avoir prêté leur seringue et 10,6 % avoir réutilisé une seringue qui était dans un container. 44,7 % déclarent également avoir partagé le matériel de préparation (produit, cuillère, filtre, etc.). Le pourcentage dépasse les 70 % pour la réutilisation de son propre matériel.

- La poly-consommation de drogues augmente. Outre la consommation de cocaïne, la consommation d'ecstasy, de médicaments de type benzodiazépines et d'alcool est inquiétante. La situation des usagers pourrait se dégrader encore.

- Le lieu de consommation représente l'un des plus grands risques et pose problème selon l'endroit et la situation : stress, saleté, lumière, etc. Un pourcentage très élevé d'injections (23,4 %) se fait à l'extérieur ou dans des lieux publics.

- 55,3 % des usagers de drogues déclarent s'injecter seul. Le risque d'overdoses inaperçues reste élevé dans ces situations.

- L'accès au logement est quasiment bloqué pour une grande partie d'entre eux faute de réponse adéquate telle que la création d'un hébergement bas seuil (sleep-in).

Tableau 23 : Synthèse des indicateurs liés aux conditions d'injection dans le Haut-Rhin

| | **Evolution depuis 1995** |
|---|---|
| **Situation sociale** | ++ |
| **Nombre de personnes en traitement de substitution** | ↗↗ |
| **Consommation d'héroïne** | ↘↘ |
| **Consommation de cocaïne** | ↗↗ |
| **Poly-toxicomanie** | ↗↗ |
| **Fréquence d'injection** | +++ |
| **Pratiques à risque** | +++ |
| **Injection en solitaire** | +++ |
| **Lieu de l'injection** | +++ |
| **Abcès** | ++ |
| **Nouveaux cas de séropositivité au VIH** | → |
| **Nombre d'overdoses non mortelles** | ? |
| **Nombre de décès liés à l'usage de drogues** | ↘→ |
| **Offre de matériel stérile** | ↗↗ |
| **Récupération de matériel usagé** | ↗↗ |
| **Nombre d'interpellations pour usage de drogues** | ↗↗ |
| - pour usage d'Héroïne | ↘↘ |
| - pour usage de Cocaïne | ↗↗ |
| **Problème de voisinage** | ↘↘ |

# DEUXIEME PARTIE

## STRUCTURE OFFRANT UN LOCAL D'INJECTION A MOINDRE RISQUE

# STRUCTURE OFFRANT UN LOCAL D'INJECTION A MOINDRE RISQUE

[...] *Et tu cours dans une sanisette et là pour toi, c'est la fête. Avec l'eau de la cuvette tu prépares ta petite dînette et, quand enfin tu plantes ton pieu dans ton bras devenu noueux et que le rouge se mêle au blanc, c'est la fin du tourment. Tu la sens maintenant au creux de ton bras* [...].

Mano Solo, "La marmaille nue".

## I. OBJECTIFS

Cette 2ème partie présente la structure visitée pour cette recherche (Gassenzimmer Spitalstrasse à Bâle). Pour une meilleure compréhension, il sera abordé dans un premier temps, l'histoire de cette structure, son fonctionnement et une description de la salle d'injection à moindre risque. Dans un second temps, nous présenterons l'interprétation des résultats de l'analyse de contenu faite sur les transcriptions des entretiens semi-directifs avec les professionnels oeuvrant dans le champ de la toxicomanie, les usagers de drogues et la population, afin d'en faire ressortir les perceptions d'utilité ou non d'une S.B.S. avec salle d'injection à moindre risque. Pour terminer, nous aborderons le cadre légal français.

# II. SITUATION GEOGRAPHIQUE, HISTORIQUE, FONCTIONNEMENT ET DESCRIPTION DE LA SALLE D'INJECTION A MOINDRE RISQUE

## 1 SITUATION GEOGRAPHIQUE

### 1.1 Bâle-Ville

La ville de Bâle se situe à une trentaine de kilomètres de Mulhouse, sur le canton de Bâle-Ville. Celui-ci est également frontalier avec les villes de Saint-Louis en France et de Lörrach en Allemagne. La couverture de la ville est plus ou moins celle du canton et celui-ci compte au dernier recensement, 188 500 habitants[63]. Le nombre de toxicomanes dépendants aux opiacés est estimé entre 1 600 et 2 000[(64)], soit entre 8,5 et 10,6 pour 1 000 habitants.

### 1.2 Gassenzimmer Spitalstrasse (I)

La Gassenzimmer Spitalstrasse (I) se situe dans une maison en face de l'hôpital cantonal (Spitalstrasse), dans le quartier de St Johann. Elle se trouve au bord d'une route à grand trafic et aux alentours d'habitations, de petits commerces et de deux écoles, dont une maternelle. A quelques minutes à pieds, se trouvent les gares ferroviaires de Bâle et de Bâle-St Johann où, une quarantaine de fois par jour, des trains arrivent en provenance de Mulhouse.

---

[63] Office Fédéral de la Statistique, Suisse (O.F.S.), 1999.

[64] Rachel Geense, *To have or to have not : that's the question. A qualitive study on four low threshold needle exchange services for drug users in Switzerland*. I.U.M.S.P. Lausanne, 1997, p. 41.

# 2 HISTORIQUE

L'histoire des Gassenzimmer de Bâle commence en 1985 par quelques initiatives privées d'assistants sociaux et de groupes tels que "Squatters" et "ecological and similar movement freaks" qui distribuèrent dans la rue, des seringues. En été 1987, le groupe "Drogen of AIDS-help" et l'association de travail de rue "Schwarzer Peter" distribuèrent chaque jour, des seringues directement sur la scène. Malgré le soutien du gouvernement, le programme fut abandonné en septembre 1987, en raison de la pression de l'opinion publique.

En juin 1988, pour répondre à l'épidémie de Sida chez les usagers de drogues par voie intraveineuse, ces mêmes groupes créèrent, dans un appartement privé, un "Sprützehüsli" où du matériel d'injection et des préservatifs furent distribués[65]. Puis en mai 1989, après la fermeture du "Sprützehüsli", l'association VIRUS ouvrit sans autorisation, un "Fixerstübli" où la consommation de stupéfiants fut admise. Par la suite, le "Fixerstübli" bénéficia d'une aide de l'Etat. En juin 1991, la première Gassenzimmer au Spitalstrasse (I) fut ouverte. Puis en 1992, après la fermeture du "Fixerstübli", une deuxième puis une troisième Gassenzimmer furent également ouvertes au Kunstmuseum et Heuwaage (II et K&A). En 1993, la Gassenzimmer du Kunstmuseum fut déplacée à Erlenstrasse puis en 1995 à Riehenring[66] (II). Les Gassenzimmer I et II sont financées par le Canton de Bâle-Ville et la Gassenzimmer K&A par le Canton Bâle-Campagne.

---

[65] La consommation de stupéfiants est néanmoins interdite.

[66] La Gassenzimmer Riehenring doit être déplacée en 2002.

# 3 FONCTIONNEMENT

La Gassenzimmer Spitalstrasse (I) fonctionne depuis le 17 juin 1991. Elle est ouverte toute l'année les vendredis, samedis et dimanches de 13 h à 19 h, en alternance avec la Gassenzimmer II (lundis, mardis, mercredis et jeudis de 13 h à 19 h). Seule la Gassenzimmer K&A est ouverte tous les jours de 16 h à 22 h. La structure reste fermée si l'équipe n'est pas composée à minima de trois membres. En plus de la présence d'un médecin une fois par semaine, l'équipe d'intervenants, travaillant dans le domaine social ou infirmier, est formée à la réanimation en cas de surdosage et aux premiers soins (soins de plaies par exemple). Elle reçoit régulièrement des formations sur le champ de la toxicomanie. Une présence d'autres professionnels est proposée pour les demandes spécifiques telle que la substitution, les cures, le travail, le logement, etc. (Aids-Pfarramt, Badal, Drehscheibe Lörrach, FrauenOase, Obere Au, PUK, Smaragd).
Le matériel d'injection et les préservatifs sont mis à disposition en "libre service" dans la pièce centrale, sans aucune exigence, mais l'équipe essaye de récupérer le maximum de seringues usagées.
La pièce centrale est une cafétéria animée par un fond musical, où les usagers restent la plupart de leur temps. Des petits repas chauds (potage) accompagnés de casse-croûtes (pain, fromage, saumures, fruits, etc.) et de boissons non alcoolisées sont proposés. Certains aliments sont vendus à un petit prix qui permet à un usager de travailler derrière le comptoir pendant une semaine. Des jeux de société sont également mis à disposition pour le divertissement.

Pour permettre le bon fonctionnement de la structure, certaines règles doivent être respectées. Tout d'abord aucun commerce (deal) de produits et aucune agression ne sont tolérés à l'intérieur de la structure et aux alentours immédiats. Il est également interdit de fumer (ou de chasser le dragon) des substances illégales partout dans la structure et de s'injecter des produits en dehors du local d'injection. Il est interdit de préparer son matériel en dehors du local d'injection, d'apporter de l'extérieur des boissons alcoolisées ou non et de la nourriture. Les usagers qui ignorent ces règles sont sanctionnés, voire interdits de revenir dans la structure. Les personnes non usagères sont interdites dans la structure.

Les toilettes peuvent être ouvertes de l'extérieur et la porte est raccourcie en haut et en bas pour éviter aux usagers impatients, d'utiliser les toilettes pour leurs injections, ce qui pourrait mettre en danger leur utilisateur (injection non stérile ou surdosage).

## DESCRIPTION DE LA SALLE D'INJECTION A MOINDRE RISQUE

.a salle d'injection à moindre risque est installée au fond de la cafétéria. )eux fenêtres éclairent cette pièce. Une porte menant sur l'extérieur sert 'entrée aux intervenants. Six petites tables en inox sont fixées au mur sur equel est accroché un miroir. Deux chaises par table font face au mur. 'es tables permettent à 6 personnes d'injecter, ce mode de consommation tant le seul accepté.

Jn membre de l'équipe surveille les injections et invite les usagers à se aver les mains dans le lavabo situé à l'entrée de la pièce. Les usagers loivent eux-mêmes préparer et exécuter leur injection sans l'aide du nembre de l'équipe présent. Cependant il arrive que d'autres usagers ident au moment de l'acte. Chaque place doit être nettoyée par 'utilisateur. Il n'y a pas de limite de temps, les usagers peuvent rester utant de temps qu'ils le veulent. La porte de la salle d'injection est ermée quand toutes les places sont occupées. Les usagers doivent atienter derrière la porte menant à la salle, dans la cafétéria et attendre eur tour.

# III. PERCEPTIONS DE L'UTILITE D'UNE STRUCTURE A BAS SEUIL D'ACCES AVEC SALLE D'INJECTION A MOINDRE RISQUE

Les résultats présentés ici, sont une combinaison des informations recueillies lors des entretiens semi-directifs effectués auprès d'un échantillon de la population mulhousienne, des professionnels oeuvrant dans le champ de la toxicomanie et des usagers de drogues.

## 1 PERCEPTIONS DE L'UTILITE D'UNE S.B.S. AVEC SALLE D'INJECTION A MOINDRE RISQUE PAR LES PROFESSIONNELS

L'analyse des informations montre que le concept de Réduction des risques ne peut pas se cantonner uniquement à une information, à de l'échange de seringues et à des traitements de substitutions. L'éducation sur l'utilisation du matériel et sur l'acte d'injection est aussi importante. La Réduction des risques, au vu de l'analyse des entretiens des professionnels, vise à être pragmatique *(cf. Graphique p.107)* si elle ne se limite pas à l'application minimaliste d'outils qui ne tiennent pas compte des pratiques de consommation.

Pour les professionnels, le bénéfice primordial d'un lieu d'injection est une aide immédiate, au sens propre du terme, en cas de surdosage. Toutefois, il n'en reste pas moins que ce lieu constitue un cadre propice à des interventions concernant le safer use (l'usage plus sûr) de la drogue immédiatement avant, pendant ou après la consommation. Les risques immédiats peuvent être alors minimisés par la sécurité de l'acte en permettant à l'usager de prendre tout son temps pour s'injecter la drogue de manière propre et soignée sans être surpris ou chassé par autrui. En observant son comportement pendant une injection, il serait alors possible de constater directement les erreurs commises lors du maniement du matériel stérile et de l'injection (les mesures d'hygiène peuvent être réalisées et contrôlées immédiatement).

## 2 PERCEPTIONS DE L'UTILITE D'UNE S.B.S. AVEC SALLE D'INJECTION A MOINDRE RISQUE PAR LES USAGERS DE DROGUES

Nous ne trouvons aucune différence de la perception de l'utilité d'une S.B.S. avec salle d'injection à moindre risque chez les trois groupes d'usagers de drogues interrogés. (Usagers ne fréquentant pas les Gassenzimmer de Bâle, Usagers fréquentant de temps en temps et/ou régulièrement les Gassenzimmer et Usagers ne fréquentant que les Gassenzimmer).

Tous les usagers interrogés déclarent comme important de pouvoir consommer dans une salle d'injection à moindre risque. Ils mettent en avant "l'hygiène du lieu".

> "*Ce serait cool qu'il y en ait des salles d'injection ! Car en France, on se shoote dehors dans la merde.*" (Christian)

Ils déclarent qu'elle permet une diminution du stress au moment de l'injection (tranquillité de l'acte, avoir le temps pour effectuer l'injection et ne plus être surpris par autrui).

> "*Il y a moins de stress car on a le temps de faire son shoot. Si cela existait chez nous, ça éviterait de se shooter n'importe où et on aurait moins de stress lors de l'injection, plus peur de se faire surprendre.*" (Philippe)

Ils mettent en avant "la sécurité de l'acte d'injection", à savoir qu'il y a un professionnel présent en cas de problème et qu'il pourra faire une réanimation en cas d'overdose.

> "*Le premier point que je relève souvent avec toi, c'est le fait qu'il y a du personnel compétent et qui est sur place en cas justement d'overdose. Il ramène beaucoup de gens à la vie qui, s'ils avaient été à domicile ou dans un autre lieu, ils seraient morts, ils seraient enterrés.*" (Guillaume)

Tous les usagers ont déclaré l'importance d'avoir à disposition du matériel stérile au moment de l'injection. Ils ont aussi une vision de l'ordre public dans le sens où la population serait protégée du risque de voir un usager qui consomme d'une part, mais également de trouver une seringue usagée et de se piquer accidentellement d'autre part.

> *"Se shooter à Bâle, c'est l'occasion d'avoir toujours du matériel propre et un lieu propre pour le faire. De plus, on ne dérange personne et il y a moins de seringues qui traînent."* (Delphine)

Quatre usagers ont déclaré "mieux gérer leur consommation" dont deux qui disent l'avoir diminuée. Deux autres, qui ne fréquentent pas ces salles, pensent que cela pourrait leur permettre de mieux gérer leur consommation et un, de la diminuer.

## 3 PERCEPTIONS DE L'UTILITE D'UNE S.B.S. AVEC SALLE D'INJECTION A MOINDRE RISQUE PAR LA POPULATION

A la question "Seriez-vous favorable à l'ouverture, dans votre ville, d'une structure permettant aux "toxicomanes" de s'injecter dans des conditions optimales d'hygiène ?", l'échantillon interrogé a répondu "oui" à 56,8 % (25/44). En examinant les arguments avancés, on s'aperçoit que celui d'"ordre public" est davantage évoqué que celui de "santé publique". La population considère que ces structures sont un moyen de contrôle social : "*Ils seront d'avantage sous surveillance et les autorités concernées pourront mieux les cibler.*", mais également une sécurité : "*Pour qu'il y ait moins de seringues et de drogués traînant dans la rue, surtout pour les enfants en bas âge.*"

Toutefois des craintes persistent et notamment en ce qui concerne la concentration éventuelle de consommateurs entraînant de ce fait, une rupture de l'ordre public. Des craintes légitimes mais non fondées car, comme nous l'avons vu dans la partie intitulée "Conditions d'injection dans le Haut-Rhin", l'ouverture de structures d'aide aux usagers de drogues n'entraîne aucune nuisance supplémentaire dans le quartier d'implantation.

## IV. DROIT FRANÇAIS CONCERNANT LES STRUCTURES A BAS SEUIL D'ACCES AVEC SALLE D'INJECTION A MOINDRE RISQUE

Si nous nous reportons au cadre de la loi du 31 décembre 1970, une structure à bas seuil d'accès avec salle d'injection à moindre risque ou non, tombe sous l'article 222-37 alinéa 2 du Code pénal qui punit le fait de faciliter, par quelque moyen que ce soit, l'usage illicite de stupéfiants. Il est important de rappeler que l'article L.627 alinéa 4 du C.S.P. faisant référence à la fourniture d'un local, a été abandonné. Toutefois, la suppression de cet article ne permet pas de mettre en place des lieux pour la consommation à moindre risque. Bien au contraire, le fait de généraliser les termes, permet d'appréhender sans distinction toutes les formes concevables d'assistance.
De ce fait, la politique de Réduction des risques s'oppose au droit. Les programmes d'échanges de seringues facilitent l'usage de stupéfiants. Ils tombent donc sous l'article 222-37 alinéa 2 du Code pénal et sont susceptibles de poursuites.

> "*La loi c'est une chose, tout ce que vous faites dans le cadre associatif avec le soutien de l'Etat, c'est une autre chose. Cela ce situe dans une logique administrative,* [...] *le Procureur (de la République) se situe dans une logique judiciaire, d'opportunité des poursuites* [...]". *Il peut de ce fait,* "*décider de poursuivre une association de prévention sur la base d'un principe juridique qui est celui de la complicité par fourniture de moyens. AIDES (par exemple) est fournisseur de moyens. Vous avez la connaissance qu'un individu est toxicomane, vous avez par votre aide et votre fourniture de seringues, quel que soit le motif, en connaissance de cause, sachant qu'il allait utiliser des produits stupéfiants, apporté votre complicité à un délit*". (Autorités policières)

Sans une révision de la loi de 1970, Francis Caballero note que "seul un consensus institutionnel"[67] permettrait comme cela a été le cas pour les

---

[67] Francis Caballero et Yann Bisiou, *Droit de la drogue*, 2ème édition, Ed. Dalloz, 2000, op. cit., p. 603.

programmes d'échange de seringues, l'ouverture de S.B.S. avec salle d'injection à moindre risque. "C'est le sens de l'arrêté du 7 mars 1995 qui conditionne les actions de prévention à une déclaration faite au Préfet après consultation des différentes instances concernées par la lutte contre la toxicomanie, services de l'Etat, collectivités locales, médecins et pharmaciens et associations."[68] De plus dans le cadre actuel, les différents programmes de Réduction des risques peuvent permettre aux usagers de drogues de s'injecter dans de bonnes conditions d'hygiène. Ils peuvent s'appuyer sur la Circulaire du 17 juin 1999 du Ministère de la Justice, qui concerne les réponses judiciaires aux toxicomanes. Celle-ci invite les autorités policières "à proscrire les interpellations, du seul chef d'usage de stupéfiants, à proximité immédiate des structures "à bas seuil" ou des lieux d'échange de seringues [...]."
Notons également que la Commission des questions sociales[69] ainsi que la Commission des questions juridiques et des droits de l'homme[70] de l'Assemblée parlementaire du Conseil de l'Europe, encouragent les états membres à suivre la politique menée en Suisse. Cette politique dite des quatre piliers, vise à limiter les conséquences sociales de la toxicomanie *(cf. Annexe n°11)* c'est-à-dire les décès, les maladies et les crimes liés à la drogue, notamment par la mise à disposition de salles d'injection.

---

[68] F. Caballero et Y. Bisiou, op. cit., p. 603.

[69] Paul Flynn, *Toxicomanie : conséquences sociales et réponses apportées dans les Etats membres.* Commission des questions sociales, de la santé et de la famille, Assemblée parlementaire, Conseil de l'Europe, Doc. 8989, 28 février 2001.

[70] Dick Marty, *Toxicomanie : conséquences sociales et réponses apportées dans les Etats membres.* Commission des questions juridiques et des droits de l'homme, Assemblée parlementaire, Conseil de l'Europe, Doc. 9149, 27 juin 2001.

## CONCEPT DE LA REDUCTION DES RISQUES ET DES DOMMAGES

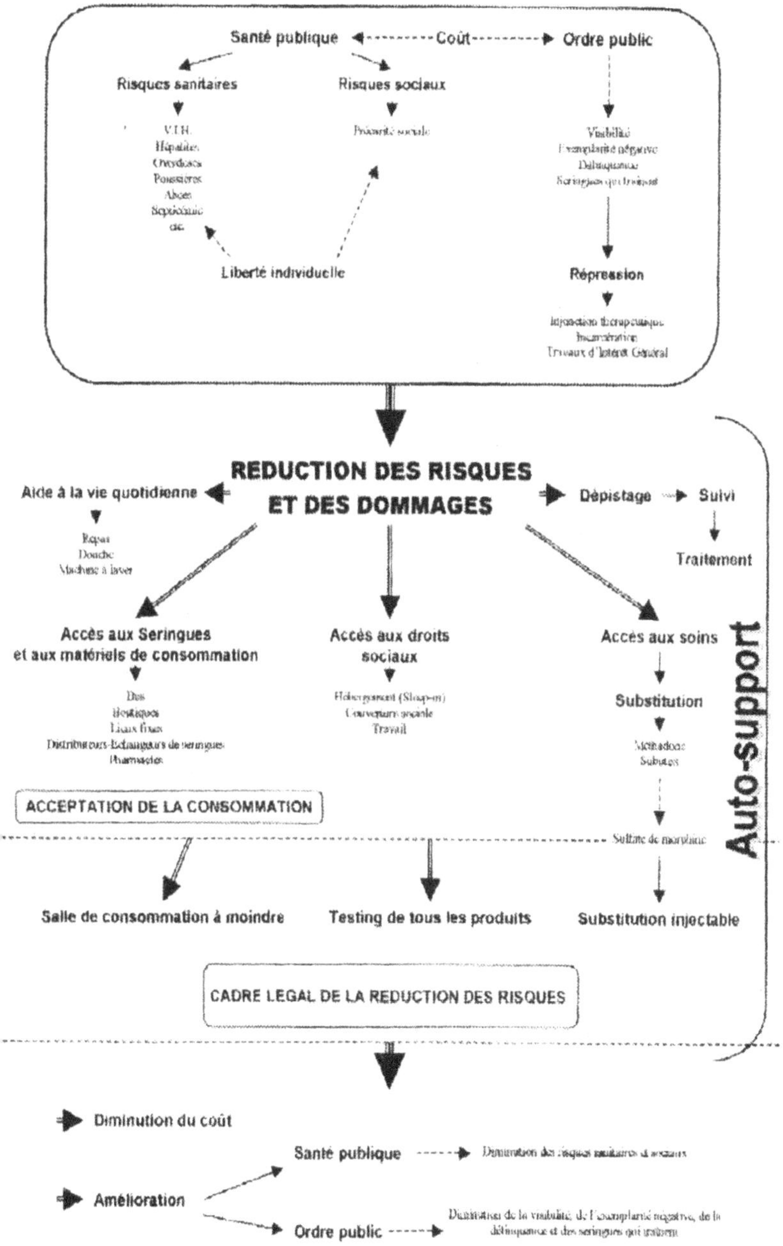

# V. SYNTHESE ET DISCUSSION

'e chapitre récapitulera et discutera les résultats en tenant compte de 'hypothèse de recherche. La lecture des résultats doit tenir compte du acteur temps et individuel de chaque groupe interrogé.
Bien que les résultats aient été, pour chacun des groupes (professionnels, sagers de drogues et population), présentés séparément, l'objectif de étude a été d'obtenir une idée générale de la perception d'utilité d'une tructure à bas seuil d'accès avec salle d'injection à moindre risque.
l est intéressant de discuter les résultats en essayant de les placer en pposition. D'un coté les points positifs (argument pour) et de l'autre, les oints négatifs (arguments contre ou problématiques). En juxtaposant les ésultats de deux groupes, ce qui pourrait être défini comme un point ositif d'utilité (par exemple pour les usagers de drogues) d'une S.B.S. vec salle d'injection à moindre risque, pourrait être perçu comme un spect négatif pour l'autre (par exemple pour la population).

'analyse globale portant sur la perception des structures à bas seuil 'accès avec salle d'injection à moindre risque offre une image très ositive quel que soit le groupe (professionnels, usagers de drogues ou opulation). Elle met aussi en lumière certains points qui peuvent poser roblème s'ils ne sont pas pris en considération lors d'un futur projet. Les ffets positifs (arguments pour), les points pouvant poser problème ou les rguments contre, sont présentés sous forme de tableau et en ordre écroissant d'importance. La perception des professionnels est présentée n premier, suivie par la perception des usagers de drogues puis celle de a population.

## *La perception des professionnels*

| Points positifs (arguments pour) | Arguments contre |
| --- | --- |
| • **Injection :**<br>- Meilleurs conditions d'injection :<br>Hygiène du lieu<br>Hygiène du matériel<br>Tranquillité (diminution du stress)<br><br>- Surveillance de l'injection :<br>Sécurité<br>Possibilité de réanimation (en cas d'overdose)<br><br>- Education / Informations :<br>Directement au moment de l'acte d'injection et adaptées aux risques observés | • Risque d'entretien de la consommation |
| • Récupération du matériel usagé (directement après l'injection) | |
| • Meilleure gestion de la consommation | |

## *La perception des usagers de drogues*

| Points positifs (arguments pour) | Points posant problèmes aux Usagers |
| --- | --- |
| • **Sécurité de l'injection :**<br>Hygiène du lieu<br>Hygiène du matériel<br>Tranquillité (moins de stress)<br>Surveillance (présence de professionnels) | • Pratique du petit trafic devant la structure |
| • Diminution des seringues qui traînent | |
| • Meilleure gestion de la consommation | |
| • Diminution de la consommation | |

*La perception des habitants de Mulhouse*

| Points positifs (arguments pour) | Arguments contre |
|---|---|
| • **Diminution des problèmes d'ordre public :**<br>Moins de seringues dans la rue<br>Diminution de la délinquance<br>Consommateurs moins visibles en ville | • Effet "Boule de neige" :<br>Cela va attirer les toxicomanes des autres villes |
| • **Meilleures conditions d'injection :**<br>Hygiène du lieu<br>Hygiène du matériel<br>Surveillance (présence de professionnels) | • Incitation à la consommation |

Tout d'abord, les trois groupes interrogés et notamment les professionnels et la population vont vers une acceptation de la consommation surveillée, ce qui est une avancée certaine dans la reconnaissance de l'usager de drogues dans la cité. Toutefois, on se retrouve une nouvelle fois dans une contradiction avec une société qui n'accepte pas la consommation (loi du 31 décembre 1970).

Le deuxième point positif mentionné par les trois groupes est la sécurité de l'acte d'injection : l'hygiène et la tranquillité du lieu, l'hygiène du matériel et la présence d'un professionnel en cas d'overdose.
L'aspect positif mentionné seulement par les professionnels, mais essentiel, est l'éducation et l'information du groupe cible au moment de l'acte d'injection. Les messages peuvent être personnalisés aux pratiques observées.

Pour terminer, du point de vue social et environnemental, les points positifs d'une S.B.S. avec salle d'injection à moindre risque sont premièrement qu'elle rend moins visible le consommateur dans la cité et deuxièmement que le nombre de seringues abandonnées sur la voie publique diminue.

Certes, de nouvelles questions se posent et restent en suspend. Par exemples : Est-ce qu'il y a un changement des habitudes de consommation telles qu'une diminution ou une meilleure gestion ? Qu'est ce qui ce passe lorsque la salle d'injection à moindre risque n'est pas ouverte ?

# CONCLUSION

# CONCLUSION

Ialgré une accessibilité importante des seringues, notamment à Iulhouse, celle-ci reste insuffisante sur le département du Haut-Rhin. .es conditions d'injection et les pratiques à risques sont très réoccupantes compte tenu des résultats obtenus dans cette recherche artage de seringues et du matériel de préparation, réutilisation de la eringue, injection en solitaire, lieu de l'injection et poly-onsommations).

'usage de drogues, sans être une situation normale, est une réalité des ociétés dites modernes. Les réponses apportées en matière de Réduction es risques doivent s'inspirer de cette réalité et non se cantonner à application minimaliste d'outils (échange de seringues, substitution et épression).

a perception qu'ont eue les professionnels et la population a joué un rôle éterminant dans la vérification des hypothèses et la présentation des ésultats. Nous avons pu voir que la Réduction des risques et des ommages pouvait avoir un impact considérable en terme de santé ublique mais également en terme d'ordre public.

'utilité d'une structure à bas seuil d'accès avec salle d'injection à noindre risque n'est plus à démontrer et aujourd'hui, au-delà des rguments d'ordre moral et/ou idéologique, plus rien ne s'oppose à la réation de telle structure. Certes, la législation actuelle interdit toutes les ormes d'usages de stupéfiants, mais comme nous l'avons vu dans le aragraphe IV, des décisions d'opportunité ont pu infléchir l'application tricte de la loi. Il s'agit donc de la volonté politique d'offrir ou non une éponse pragmatique de santé publique, mais également d'ordre public out en gardant l'objectif de lutter contre la toxicomanie.

Deux questions importantes ont été soulevées suite à ce travail :

Premièrement, est ce qu'il y a un changement des habitudes de consommation telles qu'une diminution ou une meilleure gestion ?

Deuxièmement, qu'est ce qui ce passe lorsque la salle d'injection à moindre risque n'est pas ouverte ?

Les associations militantes de lutte contre le Sida et de Réduction des risques liés à l'usage de drogues ont été les premières à se mobiliser contre le Sida, en distribuant dans l'illégalité, des seringues aux consommateurs de drogues par voie intraveineuse. On peut se demander alors, si ce ne sont pas les mêmes associations qui vont prendre les devants et créer sans autorisation, dans une logique de Réduction des risques et des dommages, des salles d'injection à moindre risque, afin que les pouvoirs publics réagissent ?

Finalement, l'objectif premier de cette recherche, au-delà des résultats quantitatifs, était d'apporter aux professionnels, aux militants associatifs et au public, de l'information et des arguments de discussion venant d'une réalité concrète de terrain.

# BIBLIOGRAPHIE

***Ouvrages***

Henri Desroche, Entreprendre d'apprendre. D'une autobiographie raisonnée aux projets d'une recherche-action. Apprentissage 3, Les éditions Ouvrières, 1991.

Jean-Jacques Rousseau, Du contrat social. GF Flammarion, 1992.

Robert Castel, Les métamorphoses de la question sociale. Une chronique du salariat. Ed. Fayard, 1995.

Raymond Quivy et Luc Van Campenhoudt, Manuel de recherche en sciences sociales. 2$^{ème}$ édition, Ed. Dunod, Paris, 1995.

Jean Maisonneuve, Les conduites rituelles. 2$^{ème}$ édition, Que sais-je ? PUF, Mai 1995.

Dr Annie Mino et Sylvie Arsever, J'accuse les mensonges qui tuent les drogués. Ed. Calmann-Lévy, 1996.

Elisabeth Jacob, Capter les usagers de drogues. Analyse des transformations des modes d'intervention en matière de toxicomanie au travers de l'expérience de quatre dispositifs d'accueil dits à «bas seuil». Mémoire de D.E.A., Université de Paris VIII, 1996.

Daniel Kübler, Dominique Malatesta, Dominique Joye, Dominique Hausser, Entre santé publique et ordre public. L'impact urbain des services pour consommateurs de drogues illégales en Suisse. Rapport de recherche n°137, IREC, Août 1997.

Jean-Pierre Gervasoni, Françoise Dubois-Arber, Fabienne Benninghoff, Brenda Spencer, Thierry Devos, Fred Paccaud, Evaluation des mesures de la Confédération destinées à réduire les problèmes liés à la toxicomanie. Deuxième rapport de synthèse, 1990 – 1996, Institut universitaire de médecine sociale et préventive de Lausanne, Cahier de recherche n°111, 1998.

Martine Segalen, Rites et rituels contemporains. Ed. Nathan, Paris, 1998.

Sylvie Geismar-Wieviorka, Les toxicomanes ne sont pas tous incurables. Ed. du Seuil, 1998.

OFDT, Perception, opinions, attitudes et connaissances de la population française en matière de toxicomanie. Etat des lieux et étude des évolutions depuis la fin des années 80. Paris, 8 septembre 1998.

Office fédéral de la santé publique, Unité principale Dépendances et Sida, Politique de la Confédération en matière de drogue ; des chiffres et des faits. Edition actualisée, Berne, Octobre 1998.

Office fédéral de la santé publique, Division Dépendances et Sida, Programme de mesures de santé publique de la Confédération en vue de réduire les problèmes de drogues (ProMeDro) 1998 - 2002. Berne, Octobre 1998.

Julien EMMANUELLI, Caractéristiques et efficacité des programmes d'échanges de seringues à travers le monde : état des lieux et mise en perspective. Institut de Veille Sanitaire, Octobre 1999.

Julien EMMANUELLI, France LERT, Marta VALENCIANO, Caractéristiques sociales, consommation et risques chez les usagers de drogue fréquentant les programmes d'échange de seringues en France. Institut de Veille Sanitaire, INSERM, Novembre 1999.

David LE BRETON, Passions du risque. Ed. Métailié, 2000.

Pascale JAMOULLE, Drogues de rue, Récits et styles de vie. Ed. De Boeck Université, 2000.

François-Xavier COLLE, Les drogues en vente libre. Pour ou contre la dépénalisation ? Ed. Prat, Octobre 2000.

Francis CABALLERO, Yann BISIOU, Droit de la drogue. 2ème édition, Ed. Dalloz, 2000.

Yvonne MILLER, Modalités de sevrage chez les toxicomanes dépendant des opiacés. Revue de la littérature. Etude rétrospective de 131 cas hospitalisés. Thèse de Docteur en Médecine, Université Louis Pasteur, Faculté de Médecine de Strasbourg, n°132, 2000.

Julien EMMANUELLI, Contribution à l'évaluation de la politique de réduction des risques SIAMOIS. Description, analyse et mise en perspective des données de ventes officinales de seringues et de produits de substitution en France de 1996 à 1999. Tome 1 : Les grandes tendances et Tome 2 : Approche détaillée à l'usage des acteurs de terrain. Institut de Veille Sanitaire, Surveillance Novembre 2000.

*Collectifs*

Claude Olieventein, La vie du toxicomane. Séminaire de l'Hôpital Marmottan, 1980, PUF, Ed. 1991.

Pierre BOURDIEU, La misère du monde. Ed. du Seuil, Février 1993.

Anne LOVELL, Prof Neil MACKEGANEY, Dr Denis BAUDOIN, Dr Francis SAINT DIZIER, Les jeunes injecteurs et les modes d'apprentissage de l'intraveineuse. Quelle prévention ? Graphiti, Actes journée de réflexion, 26 novembre 1998.

Direction Générale de la Santé, Rapport d'évaluation, Journées Interrégionales sur la Réduction des Risques Infectieux chez les Usagers de Drogues. Régions Nord et Est. 21 janvier et 10 mai 2000.

CEESCAT, Les programmes d'échange de seringues dans les pays d'Europe du sud. PESESUD-2, Rapport final remis à la Commission des Communautés Européennes, Juin 2000.

ADEFI, Polytoxicomanies, Action individualisée. Approche communautaire. Chronique Sociale, Octobre 2000.

***Revues***

Patricia BOUHNIK, Sylviane TOUZE, Du plaisir à l'état d'urgence. La part de la santé et des prises de risques chez les usagers de drogues dures concernés par le VIH. Revue Prévenir, n°28, Septembre 1995, <http://www.perso.wanadoo.fr/resscom/>

Elisabeth Jacob, Les structures à «bas seuil» : Nouvelle appréhension des phénomènes de toxicomanie ou gestion a minima des «populations à risques» ? Revue Prévenir, n°32, 1997, p. 103 - 113.

Anne Lovell, Les facteurs limitant l'efficacité des programmes d'échanges de seringues. Revue Transcriptase, n°70, 1998, p. 17 - 20.

Rodolphe Ingold, Attitudes et pratiques des usagers de drogues par voie intraveineuse. Résumé de la recherche menée en 1995-96, Revue Combat face au Sida, n° spécial Toxicomanies, 1998, p. 15 - 17.

Michel Joubert, Jalons pour une politique de prévention des toxicomanies. Les cahiers de politique santé, n°2, 1998, p. 33 - 37.

Fabienne Benninghoff, Prise en charge de la toxicodépendance en Suisse : une typologie des offres à «bas seuil» et à «haut seuil». Santé, médecine et société, Contribution à la sociologie de la santé. Seisme, 1999.

Michel Gandilhon, Marie Jauffret, Entretien avec le Dr Annie Mino, Un modèle suisse. Swaps, n°Il, 1999.

Christian MOECKLI, Aide à la survie, réduction des risques : une introduction terminologique sur fond historique. Revue Dépendances, n°8, Septembre 1999, p. 4 - 8.

### *Articles*


)r Annie Mino, Evolution de la politique de soins en matière de oxicomanie : la réduction des risques. Genève, 1992.

.ia Cavalcanti, L'intervention communautaire dans le champ des roblèmes liés aux drogues : Du difficile art de concilier le conflictuel. 994.

'rançoise Weilhammer, La France tente de rattraper son retard. Dossier )rogues, Etat des lieux sous la direction de Sylvie Arsever, Journal de ienève. Ed. Georg, 1994, p. 61 - 65.

Aarie Ahouanto et Mathieu Verboud, Le pragmatisme suisse. Le Journal lu sida, n°62, Mai 1994, p. 40.

'abienne Benninghoff, Jean-Pierre Gervasoni, Brenda Spencer, Françoise )ubois-Arber, Caractéristiques de la clientèle des structures à bas seuil l'accès pour toxicomanes mettant à disposition du matériel d'injection térile en Suisse. Institut universitaire de médecine sociale et préventive le Lausanne, 1997.

AILDT, Drogues et toxicomanies : Indicateurs et tendances. Les drogues llicites dans les départements français et dans les pays de l'Union uropéenne. 2000, <http://www.drogues.gouv.fr>

)avid LE BRETON, Atout risque. Libération, 9 novembre 2000.

'aul FLYNN, Toxicomanie : conséquences sociales et réponses apportées lans les Etats membres. Commission des questions sociales, de la santé et le la famille, Conseil de l'Europe, Assemblée parlementaire, Doc. 8989, 8 février 2001 *(cf. Annexe n°11)*.

)ick MARTY, Toxicomanie : conséquences sociales et réponses pportées dans les Etats membres. Commission des questions juridiques t des droits de l'homme, Conseil de l'Europe, Assemblée parlementaire, )oc. 9149, 27 juin 2001 *(cf. Annexe n°11)*.

ASUD National, Revue de presse, 1994 – 1995, Salle d'injection propre de Montpellier.

Carmen RONCO, Gregor SPUHLER, Paola CODA, Ruth SCHÖPFER, Evaluation der Gassenzimmer I, II und III in Basel. Institut für Sozial- und Präventivmedizin der Universität Basel, Dezember 1994.

E. KEMMESIES, The open drug scene and the safe injection room offers in Frankfurt am Main 1995. Final report, INDRO in October 1995.

Hannes Herrmann, La politique de Bâle-Ville sur les stupéfiants et envers les toxicomanes. Abteilung Koordination Drogenfragen, Justizdepartement Basel-Stadt, 1995.

Hannes Herrmann, Répercutions des «Gassenzimmer» de Bâle-Ville sur les consommateurs de stupéfiants. Abteilung Koordination Drogenfragen, Justizdepartement Basel-Stadt, 1995.

Kate DOLAN et Alex WODAK, Final Report on Injecting Rooms in Switzerland. Juillet 1996, <http://www.lindesmith.org/library/dolan2.html>

Rachel Geense, avec la collaboration de Hans Adriaanse, Fabienne Benninghoff, Françoise Dubois-Arber, Jean-Pierre Gervasoni, Ron Schellings, Evaluation of the Fédéral measures to reduce the problems related to drug use. To have or to have not : that's the question. A qualitative study on four low threshold needle exchange services for drug users in Switzerland. Institut universitaire de médecine sociale et préventive de Lausanne, 1997.

Denyse CASSIN, AIDES Ile de France, Visite de la salle d'injection de Niddastrasse. Novembre 1998.

Rachel Geense et Ralph Thomas, Conditions d'injection en Suisse romande : Situation et pistes d'amélioration. Yverdon/Fribourg : GREAT/OSEO, 1999.

ASUD National, 1998-1990 – Berne Suisse, Histoire des structures Escales avec lieux affectés à la consommation de drogues.

Nicolas HELLER, Centre d'accueil avec local d'injection (Gassenzimmer) : Regard du travailleur social : valeurs, déontologie, position. 1999.

Claire ISAMBERT et Anton GÜBELI, Sortir les toxicomanes de la galère. DNA, 10 juin 1999.

Esther ALDER, Micheline SPOERRI, Drogue : faut-il ouvrir des lieux d'injection ? Le Courrier, 19 mai 2000.

Isabelle DUCRET, Accueil, matériel et… injection ? Le Courrier, 19 mai 2000.

Revue de presse CRIPS, L'Espagne ouvre sa première «narcosalle». Le quotidien du Médecin, 29 mai 2000.

Anne LEVY, Face à la drogue, le «modèle suisse». Le Monde Diplomatique, Décembre 2000.

Kate DOLAN, Jo KIMBER, Craig FRY, John FITZGERALD, David MCDONALD, Franz TRAUTMANN, Drug consumption facilities en Europe and the establishment of supervised injecting centres in Australia. Février 2001, <http://www.drugtext.org/articles/druginject.htm>

Adrien DENTZ, Des drogués domestiqués à Bâle. L'Alsace, 24 février 2001 *(cf. Annexe n°9)*.

Australie : une Eglise veut ouvrir une salle d'injection d'héroïne. Bulletin d'information protestante, 15 mars 2001, p. 14.

***Sites Internet***

Fixerstübli de Bâle, http://www.virus-bs.ch/pueb/thema/fixi0.htm

http://www.virus-bs.ch/pueb/thema/fixi1.htm

Gassenzimmer de Bâle, http://www.kabl.ch

http://www.virus-bs.ch/pueb/inst/gzalle.htm

Niddastrasse de Francfort, http://www.idh-frankfurt.de/IDH Pages/IDH D Konsumraum.htm

Safer Injection Rooms, http://www.lindesmith.org/injectionrooms/

***Online Library***

http://www.lindesmith.org/library/safe_injection2.html

http://www.lindesmith.org/library/injection_index2.html

http://www.archido.uni-bremen.de/bibliodruck.htm

http://www.drugtext.org/articles/

# GLOSSAIRE

**AAH** Allocation Adulte Handicapé.

**AIDES** Association de lutte contre le Sida, reconnue d'utilité publique par décret du 9 août 1990.

**ANPE** Agence Nationale Pour l'Emploi.

**ARRETE** Arrêté du 7 mars 1995 relatif aux conditions de mise en œuvre des actions de prévention facilitant la mise à disposition, hors du circuit officinal, des seringues stériles. (J.O. du 9 mars 1995) :

"*Art. 1^er^ – Les actions de prévention mentionnées à l'article 1^er^ du décret du 7 mars 1995 susvisé doivent remplir les conditions suivantes :*
*- être nécessitées par la situation épidémiologique locale, compte tenu notamment du nombre et du mode de vie des usagers de drogues et de l'opportunité des actions de prévention à conduire;*
*- avoir fait l'objet d'une concertation avec les services de l'Etat, les collectivités locales, les médecins et pharmaciens locaux, et les associations travaillant à la prise en charge des usagers de la drogue et à la réduction des risques de contamination du sida;*
*- être complémentaires des actions visant, notamment sur le plan local, à réduire les risques de contamination par les virus du sida et des hépatites des usagers de drogues par voie intraveineuse.*"

**ASSEDIC** ASSociations pour l'Emploi dans l'Industrie et le Commerce (Allocation de chômage).

**ASUD** Association d'Auto-Support et de prévention du VIH parmi les Usagers de Drogues.

**BD** Laboratoires Becton Dickinson.

**CIRCULAIRE** Circulaire du 17 juin 1999 relative aux réponses judiciaires aux toxicomanies.

"*1.2 – […] en ce qui concerne les interpellations et les placements en garde à vue d'usagers de stupéfiants, les procureurs de la République attireront particulièrement l'attention des services de police et de gendarmerie sur les personnes dont la consommation cause des dommages sanitaires ou sociaux pour elles-mêmes ou pour autrui. En revanche sont à proscrire les interpellations, du seul chef d'usage de stupéfiants, à proximité immédiate des structures "à bas seuil" ou des lieux d'échange de seringues, ces derniers devant être fixés par l'autorité sanitaire après concertation avec l'autorité judiciaire et les services de police. A cet égard, et en tous lieux, le seul port d'une seringue ne doit pas être considéré comme un indice suffisant d'infraction, susceptible de justifier une interpellation.*

*D'une manière générale, les interpellations de simples usagers, dans la mesure où elles ne seraient pas indispensables pour enquêter sur des trafics, donneront lieu à des procès-verbaux simplifiés.*"

**CPAM** Caisse Primaire d'Assurance Maladie.

**CPP** Code de Procédure Pénal.

**Article 222-37** du nouveau code pénal, Loi n° 92-1336 du 16 décembre 1992, art. 354 et 373, J.O. du 23 décembre 1992 en vigueur le 1er mars 1994 :

"*Le transport, la détention, l'offre, la cession, l'acquisition ou l'emploi illicites de stupéfiants sont punis de dix ans d'emprisonnement et de 50 000 000 F d'amende.*

*Est puni des mêmes peines le fait de faciliter, par quelque moyen que ce soit, l'usage illicite de stupéfiants, de se faire délivrer des stupéfiants au moyen d'ordonnances fictives ou de complaisance, ou de délivrer des stupéfiants sur la présentation de telles ordonnances en connaissant leur caractère fictif ou complaisant.*

*Les deux premiers alinéas de l'article 132-23 relatif à la période de sûreté sont applicables aux infractions prévues par le présent article.*"

**Article 41-1**, Loi n° 85-1407 du 30 décembre 1985, art. 2 et 94, J.O. du 31 décembre 1985 en vigueur le 1er février 1989; Loi n° 87-962 du 30 novembre 1987, art. 10, J.O. du 1er décembre 1987; Loi n° 99-515 du 23 juin 1999, art. 1, J.O. du 24 juin 1999 :

*S'il lui apparaît qu'une telle mesure est susceptible d'assurer la réparation du dommage causé à la victime, de mettre fin au trouble résultant de l'infraction ou de contribuer au reclassement de l'auteur des faits, le procureur de la République peut, préalablement à sa décision sur l'action publique, directement ou par délégation : 1° Procéder au rappel auprès de l'auteur des faits des obligations résultant de la loi* [...]."

**CREAI** Centre Régional pour l'Etude et l'Action en faveur des personnes Inadaptées.

**CSP** Code de la Santé Publique.

**Article L. 3421-1**, Ordonnance n° 2000-548 du 15 juin 2000, Journal Officiel (J.O.) du 22 juin 2000 (ancien Article L. 628 de la loi n° 70-1320 du 31 décembre 1970 relative aux mesures sanitaires de lutte contre la toxicomanie et à la répression du trafic et de l'usage illicite des substances vénéneuses, Journal Officiel du 4 janvier 1971) :

*L'usage illicite de l'une des substances ou plantes classées comme stupéfiants est puni d'un an d'emprisonnement et de 25 000 F d'amende.*"

**CSST** Centre Spécialisé de Soins aux Toxicomanes.

**DDASS** Direction Départementale des Affaires Sanitaires et Sociales.

**DECRETS** **Décret n° 72-200 du 13 mars 1972** réglementant le commerce et l'importation des seringues et des aiguilles destinées aux injections parentérales en vue de lutter contre l'extension de la toxicomanie. (J.O. du 14 mars 1972) :

*Art. 2 – Les objets visés à l'article 1er ne pourront être délivrés aux utilisateurs que sur présentation de l'ordonnance d'un médecin, d'un chirurgien-dentiste, d'un vétérinaire ou d'une sage-femme.*

*A défaut d'ordonnance, lesdits objets ne pourront être cédés, titre gratuit*

*ou onéreux, qu'à des personnes âgées de dix-huit ans au moins justifiant de leur identité, contre une commande écrite ou un reçu, daté et signé par l'acheteur et mentionnant son nom et son adresse.*
*L'ordonnance, la commande ou le reçu doit être conservé pendant un an par le vendeur pour être présenté à toute réquisition des autorités de police ou des pharmaciens inspecteurs de la santé.*"

**Décret n° 87-328 du 13 mai 1987** portant suspension des dispositions du décret n° 72-200 du 13 mars 1972 réglementant le commerce et l'importation des seringues et des aiguilles destinées aux injections parentérales en vue de lutter contre l'extension de la toxicomanie. (J.O. du 16 mai 1987) :
"*Art. 1er – L'article 1er du décret n° 72-200 du 13 mars 1972 est complété par le paragraphe suivant :*
*"L'emballage ou le conditionnement primaire des seringues et aiguilles devront obligatoirement comporter, en caractères très apparents, les mentions légales ou réglementaires en vigueur en y ajoutant, s'il s'agit de seringues à usage unique, la mention "strict usage unique".*
*Art. 2 – L'application des dispositions de l'article 2 du décret n° 71-200 du 13 mars 1972, à partir des mots "justifiant de leur identité", est suspendue pour une durée d'un an à compter de la publication du présent décret.*"

**Décret n° 88-894 du 24 août 1988** portant suspension des dispositions du décret n° 72-200 du 13 mars 1972 et modification dudit décret réglementant le commerce et l'importation des seringues et des aiguilles destinées aux injections parentérales en vue de lutter contre l'extension de la toxicomanie. (J.O. du 27 août 1988) :
"*Art. 1er – L'application des dispositions de l'article 2 du décret du 13 mars 1972 susvisés, à partir des mots : "justifiant de leur identité", suspendue pour une durée d'un an par l'article 2 du décret du 13 mai 1987 susvisé, est à nouveau suspendue pour une durée d'un an à compter de la publication du présent décret.*"

**Décret n° 89-560 du 11 août 1989** modifiant le décret n° 72-200 du 13 mars 1972 réglementant le commerce et l'importation des seringues et des aiguilles destinées aux injections parentérales en vue de lutter contre l'extension de la toxicomanie. (J.O. du 12 août 1989) :

*"Art. 2 – Les objets visés à l'article 1er pourront être délivrés sans ordonnance d'un médecin, d'un chirurgien-dentiste, d'un vétérinaire ou d'une sage-femme qu'à des personnes âgées de dix-huit ans au moins."*

**Décret n° 95-255 du 7 mars 1995** modifiant le décret n° 72-200 du 13 mars 1972 réglementant le commerce et l'importation des seringues et des aiguilles destinées aux injections parentérales en vue de lutter contre l'extension de la toxicomanie. (J.O. du 9 mars 1995) :
*"Art. 1er – L'article 1er du décret du 13 mars 1972 modifié susvisé est ainsi rédigé :*
*"Art. 1er – Les seringues et les aiguilles destinées aux injections parentérales peuvent être délivrées dans les officines de pharmacie, les pharmacies à usage intérieur des établissements de santé et les établissements qui se consacrent exclusivement au commerce du matériel médico-chirurgical et dentaire ou qui disposent d'un département spécialisé à cet effet, ainsi qu'à titre gratuit par toute association à but non lucratif ou personne physique menant une action de prévention du sida ou de réduction des risques chez les usagers de drogues dans des conditions définies par un arrêté du ministre chargé de la santé."*
*Art. 2 – Les articles 3, 4, 5 et 6 du décret du 13 mars 1972 modifié précité sont abrogés."*

**DREPS** Division des Relations avec les Etablissements et les Professionnels de Santé (CPAM).

**ECIMUD** Equipe de Coordination et d'Intervention auprès des Malades Usagers de Drogues.

**INSERM** Institut National de la Santé Et de la Recherche Médicale.

**InVS** Institut de Veille Sanitaire.

**JO** Journal Officiel de la république française.

**LSD** Diéthylamide de l'acide lysergique (hallucinogène).

**LUDIC** Association d'auto-support : Libres, Usagers de Drogues Informés et Citoyens.

**Méthadone®** La Méthadone® est un médicament de substitution, prescrit pour les dépendances majeures aux opiacés. C'est un opiacé de synthèse présenté sous forme de sirop (flacon de 5 à 60 mg). Le principe actif est le chlorhydrate de méthadone, agoniste pur qui agit sur les mêmes récepteurs que les opiacés. Celui-ci est pour l'instant initié en C.S.S.T. Par la suite, la prescription peut être faite par un médecin généraliste choisi par l'usager (relais ville). Une circulaire devrait permettre aux hôpitaux, d'ici quelques mois, d'initialiser un traitement à la Méthadone®.

**OCRTIS** Office Central pour la Répression du Trafic Illicite des Stupéfiants.

**PES** Programme d'Echange de Seringues.

**RMI** Revenu Minimum d'Insertion.

**RNSP** Réseau National de Santé Publique.

**Rohypnol®** Famille des hypnotiques (benzodiazépines) prescrit pour favoriser ou provoquer le sommeil. Souvent consommé avec de l'alcool pour augmenter les effets du Subutex® ou d'autres opiacés. Ces associations entraînent une dépression respiratoire qui peut être mortelle.

**SBS** Structure à Bas Seuil d'accès (Boutique, lieux fixes, Bus).

**SESI** Services des statistiques, des Etudes et des Systèmes d'Information.

**SIAMOIS** Système d'Information sur l'Accessibilité au Matériel Officinal d'Injection et de Substitution.

**Sida** Syndrome d'immunodéficience acquise.

**Stéribox®** (ou Kit+®) Kit de réduction des risques comportant 2 seringues 1ml, 2 tampons alcoolisés, 2 ampoules d'eau pour préparation injectable, 2 Stéricup® (2 récipients à usage unique, 2 tampons secs et 2 filtres), 1 préservatif et 1 notice d'information et de prévention.

**Subutex®** Médicament prescrit dans le cadre d'un traitement de substitution pour la dépendance majeure aux opiacés. Morphinique agoniste partiel (molécule de synthèse : buprénorphine) délivrée sur ordonnance d'un médecin de ville ou dans un C.S.S.T.

**VHB** Virus de l'Hépatite B.

**VHC** Virus de l'Hépatite C.

**VIH** Virus de l'Immunodéficience Humaine.

# ANNEXES

*Annexe 1*

| | |
|---|---|
| Réduction Des Risques liés à l'Usage de drogues | Service d'Accueil et Réduction des risques Bémol |

Cette enquête, menée par les associations AIDES Alsace (Trait d'Union) et ARGILE (Bémol), vise à mieux connaître les usagers de drogues qui fréquentent les programmes de REDUCTION DES RISQUES du Haut-Rhin. Ce questionnaire est anonyme. Ta participation est facultative; si tu acceptes d'y participer, réponds avec sincérité aux questions. Nous te remercions d'avance d'avoir pris un peu de temps pour répondre au questionnaire.

**Réservé à la saisie – NUMERO du questionnaire :** ☐☐☐

**LIEU DE L'ENTRETIEN :**

☐ Service d'accueil BEMOL ☐ Bus Trait d'Union
☐ Centre d'accueil AIDES ☐ Programme d'Echange de seringues de l'Hôpital de Colmar
☐ Squat **Quartier :** ☐ Drouot ☐ Wagner
☐ Rue ☐ Coteaux ☐ Franklin/Briand
☐ Bourtzwiller ☐ Centre ville
☐ Autre (préciser) ..........................

☐ Autre ville que Mulhouse et Colmar (préciser) ..............................

- **Sexe :** ☐ Féminin ☐ Masculin

- **Age :** ☐☐ ans • **Tu vis :** ☐ Seul(e) ☐ En couple

- **Nombre d'enfants :** ☐☐
  **Est-ce qu'ils vivent avec toi ?** ☐ OUI ☐ NON

- **As-tu un(e) partenaire régulier(e) depuis plus de 6 mois ?** ☐ OUI ☐ NON

- **Si OUI, ton partenaire est-il(elle) usager(e) de drogues ?** ☐ OUI ☐ NON

- **Tu habites :** ☐ Chez tes parents, ta famille ☐ Tu es actuellement SDF
  ☐ Chez toi Autre : ..............................
  ☐ Chez des amis
  ☐ En institution (foyer, post cure, appartement thérapeutique, ...)
  ☐ En appartement relais/à bail glissant AIDES
  ☐ En prison (semi-liberté)
  ☐ Dans un squat

- **Tu habites Mulhouse ?** ☐ OUI ☐ NON

- **Si OUI, de quel quartier de Mulhouse ?** ☐ Drouot ☐ Wagner ☐ Coteaux ☐ Franklin/Briand ☐ Bourtzwiller ☐ Centre ville ☐ Autre (Préciser) ......................

- **Si NON, de quelle ville es-tu ?** ..........................................

- **Actuellement, tu touches ?** ☐ Salaire/revenu professionnel
  ☐ ASSEDIC
  ☐ RMI
  ☐ Allocation Adulte Handicapé (AAH)
  ☐ Pension d'invalidité
  ☐ Autres ressources ..........................................
  ☐ Sans ressources

- **Depuis combien de temps consommes-tu des drogues ?** ☐☐ ans

- **Es-tu déjà allé(e) en prison ?** ☐ OUI ☐ NON

- **Si OUI, combien de fois ?** ☐☐ fois • **Et combien de temps en tout ?** ☐☐ mois

- **As-tu consommé des produits en prison ?** ☐ Injectés ☐ Sniffés ☐ NON ☐ Avalés (gobés) ☐ Fumés

- **As-tu des affaires judiciaires en cours ?** ☐ OUI ☐ NON

- **Actuellement, es-tu suivi(e) par le comité de probation ?** ☐ OUI ☐ NON

**<u>AU COURS DES DEUX DERNIERES ANNEES</u>** :

- **As-tu commencé un traitement substitution en prison ?** ☐ Subutex ☐ Méthadone ☐ NON

- **Si tu étais déjà en traitement de substitution avant ton incarcération, l'as-tu poursuivi en prison ?** ☐ OUI ☐ NON

- **As-tu déjà fait un test de :**

Dépistage V.I.H. : ☐ OUI ☐ NON
Si OUI, résultat : ☐ Positif ☐ Négatif ☐ Ne sais pas
Dépistage V.H.B. : ☐ OUI ☐ NON
Si OUI, résultat : ☐ Positif ☐ Négatif ☐ Ne sais pas
Dépistage V.H.C. : ☐ OUI ☐ NON
Si OUI, résultat : ☐ Positif ☐ Négatif ☐ Ne sais pas

- **D'après toi, les tests de dépistage sont :** ☐ Payant ☐ Gratuit ☐ Ne sais pas

- **Si résultat(s) positif(s), as-tu un traitement pour le ?**

**V.I.H. :** ☐ OUI ☐ NON
**V.H.B. :** ☐ OUI ☐ NON
**V.H.C. :** ☐ OUI ☐ NON

- ***Si NON, penses-tu que le traitement V.H.C. t'a été refusé parce que tu es usager(e) de drogues ?*** ☐ OUI ☐ NON

- **Es-tu vacciné(e) pour le V.H.B. :** ☐ OUI ☐ NON

- **LE MOIS DERNIER, quels produits as-tu consommés :**

| | INJECTÉ | SNIFFÉ | FUMÉ |
|---|---|---|---|
| **Héroïne** | ☐ | ☐ | ☐ |
| **Cocaïne** | ☐ | ☐ | ☐ |
| **Crack** | ☐ | ☐ | ☐ |

- **LE MOIS DERNIER, quels produits as-tu consommés** (suite) :

| | INJECTÉ | SNIFFÉ | FUMÉ | VOIE ORALE |
|---|---|---|---|---|
| **Subutex** | ☐ | ☐ | ☐ | ☐ |
| Ce médicament a-t-il été : prescrit par un médecin ☐ | | | Acheté dans la rue ☐ | |
| **Méthadone** | ☐ | ☐ | ☐ | ☐ |
| Ce médicament a-t-il été : prescrit par un médecin ☐ | | | Acheté dans la rue ☐ | |
| **Moscontin/Skenan** | ☐ | ☐ | ☐ | ☐ |
| Ce médicament a-t-il été : prescrit par un médecin ☐ | | | Acheté dans la rue ☐ | |
| **Benzodiazépines** (Rohypnol, Tranxène, Lexomil, Temesta, ...) | ☐ | ☐ | ☐ | ☐ |
| Ce médicament a-t-il été : prescrit par un médecin ☐ | | | Acheté dans la rue ☐ | |
| **Autres** (Orténal, Antalvic, Diantalvic, ...) | ☐ | ☐ | ☐ | ☐ |
| Ce médicament a-t-il été : prescrit par un médecin ☐ | | | Acheté dans la rue ☐ | |
| **LSD/Speed** | ☐ | ☐ | ☐ | ☐ |
| **Ecstasy** | ☐ | ☐ | ☐ | ☐ |

- **As-tu consommé de l'alcool en association avec ces produits ?** ☐ OUI ☐ NON

- **Consommes-tu du Cannabis ?** ☐ OUI ☐ NON

- **Combien d'injections en moyenne faits-tu par jour ?** ☐☐

- **Combien de sniff en moyenne faits-tu par jour ?** ☐☐

- **LA DERNIERE INJECTION a eu lieu :** ☐ Chez toi, chez des amis, chez tes parents
  ☐ Dans la rue
  ☐ Dans un squat
  ☐ Dans des toilettes publiques
  ☐ Dans un escalier, un parking (à l'écart/caché)
  ☐ Autre ...............

- **Tu étais :** ☐ Seul(e) ☐ En groupe (avec au moins 1 personne)

- **APRES L'INJECTION, qu'as-tu fait de la seringue ?** (1 seule réponse)

☐ Jeté avec précaution (en cassant l'aiguille, dans une canette)
☐ Donné à un autre usager
☐ Jeté sans précaution
☐ Ramené à un programme d'échange de seringues
☐ Gardé sur vous pour la réutiliser
☐ Confisquée par la police
☐ Caché pour la réutiliser
☐ Autre ......................................

- **LE MOIS DERNIER, est-ce qu'il t'est arrivé de :**

| | | | |
|---|---|---|---|
| - Utiliser la même seringue à plusieurs : | ☐ Parfois | ☐ Très rarement | ☐ Jamais |
| - Utiliser le même produit à plusieurs : | ☐ Parfois | ☐ Très rarement | ☐ Jamais |
| - Utiliser la même eau à plusieurs : | ☐ Parfois | ☐ Très rarement | ☐ Jamais |
| - Utiliser la même cuillère à plusieurs : | ☐ Parfois | ☐ Très rarement | ☐ Jamais |
| - Utiliser le même filtre à plusieurs : | ☐ Parfois | ☐ Très rarement | ☐ Jamais |
| - Prêter ta cuillère (canette, récipient) : | ☐ Parfois | ☐ Très rarement | ☐ Jamais |
| - (Re)Faire le(s) coton(s) : | ☐ Parfois | ☐ Très rarement | ☐ Jamais |
| - Reprendre une seringue dans le container | ☐ Parfois | ☐ Très rarement | ☐ Jamais |
| - Utiliser la même paille à plusieurs : | ☐ Parfois | ☐ Très rarement | ☐ Jamais |

- Réutiliser la même seringue plusieurs fois : ☐ 1 fois ☐ 2 à 5 fois ☐ plus de 5 fois ☐ jamais

- **LE MOIS DERNIER, as-tu faits :**

☐ Un abcès ☐ Une poussière ☐ Une phlébite ☐ Une overdose ☐ Autres .....

- **LE MOIS DERNIER, t'est-il arrivé de :**

| | | | |
|---|---|---|---|
| - Prêter ta seringue après l'avoir utilisé | ☐ OUI | ☐ NON | ☐ Ne sais pas |
| - Partager ou utiliser la seringue usagée d'un autre | ☐ OUI | ☐ NON | ☐ Ne sais pas |

- **Si OUI**, s'agissait-il : ☐ d'un(e) partenaire sexuel(le)
  ☐ d'un(e) ami(e) ou d'ami(e)s
  ☐ de quelqu'un de votre famille
  ☐ d'un(e) inconnu(e) ou d'inconnu(e)s

● **Si tu as emprunté une seringue le mois dernier, peux-tu dire pourquoi ?** (plusieurs réponses possibles)

☐ J'étais pressé(e) ☐ J'ai peur de me faire arrêter avec une seringue sur moi
☐ J'ai nettoyé la seringue ☐ Les pharmaciens étaient fermés à ce moment là
☐ Je n'avais pas d'argent ☐ Je n'avais pas de jeton
☐ J'étais en prison ☐ Je n'ai pas pu résister
☐ Je suis déjà VIH Séropositif ☐ J'ai déjà l'hépatite C
☐ J'étais en manque ☐ J'ai emprunté à des gens «sûrs»
☐ Autres raisons ..........................................................................................

● **LE MOIS DERNIER, es-tu allé(e) :**

- au centre d'accueil de AIDES (Mulhouse) : ☐ Souvent ☐ Parfois ☐ Jamais
- au BUS d'échange de seringues (Mulhouse) : ☐ Souvent ☐ Parfois ☐ Jamais
- au service d'accueil Bémol (Mulhouse) : ☐ Souvent ☐ Parfois ☐ Jamais
- au programme d'échange de seringues de l'hôpital de Colmar ☐ Souvent ☐ Parfois ☐ Jamais
- au centre de soins ARGILE (Mulhouse/Colmar) : ☐ Souvent ☐ Parfois ☐ Jamais
- au centre de soins Le CAP (Mulhouse/St Louis) : ☐ Souvent ☐ Parfois ☐ Jamais
- au centre méthadone Alter Native (Mulhouse) : ☐ Souvent ☐ Parfois ☐ Jamais
- autre antenne méthadone (préciser la ville) ☐ Souvent ☐ Parfois ☐ Jamais
- chez un Médecin de ville : ☐ Souvent ☐ Parfois ☐ Jamais
- dans une salle d'injection à Bâle (Suisse) : ☐ Souvent ☐ Parfois ☐ Jamais
- Autre (institution sanitaire et sociale) : ☐ Souvent ☐ Parfois ☐ Jamais

● **LORS DE TES RAPPORTS SEXUELS, utilises-tu un préservatif ?**

☐ Jamais ☐ Parfois ☐ Presque toujours ☐ Toujours ☐ Ne sais pas

● **LORS DU DERNIER RAPPORT SEXUEL, as-tu utilisé un préservatif ?**

☐ OUI ☐ NON

## MERCI POUR TA COLLABORATION

**ENQUÊTE MULHOUSIENNE**
**Entre santé publique et ordre public**

**QUESTIONNAIRE POPULATION**

**1- Sexe :** ☐ Masculin ☐ Féminin

**2- Age :** .......... ans

**3- Profession :** ......................................

**4- A votre avis, dans votre quartier, y a-t-il ...**

| Beaucoup | Assez | Peu | Pas du tout | |
|---|---|---|---|---|
| ☐ | ☐ | ☐ | ☐ | de nuisances sonores |
| ☐ | ☐ | ☐ | ☐ | d'insécurité |
| ☐ | ☐ | ☐ | ☐ | de problème de voisinage |
| ☐ | ☐ | ☐ | ☐ | de saleté (Tags, déchets, vomissures...) |
| ☐ | ☐ | ☐ | ☐ | de problèmes d'alcoolisme |
| ☐ | ☐ | ☐ | ☐ | de problèmes de drogues |

**5- Connaissez-vous un centre d'aide aux "toxicomanes" ?**

☐ dans votre quartier ☐ l'ai visité ☐ l'ai vu ☐ en ai entendu parler
☐ dans votre ville ☐ l'ai visité ☐ l'ai vu ☐ en ai entendu parler

**6- Pensez-vous que les centres pour "toxicomanes" entraînent des nuisances pour le voisinage ?** ☐ Oui ☐ Non

**7- <u>Si Oui</u>, quel genre de nuisances ?**

☐ seringues qui traînent
☐ vomissures
☐ vols
☐ dégradation des lieux
☐ tapage nocturne
☐ insécurité/agression
☐ mauvais exemple pour les enfants/les jeunes
☐ autres ..............................................
........................................................

**8- Quelle serait votre réaction si un centre pour "toxicomanes" devait s'ouvrir dans votre quartier ?** Y seriez-vous …

☐ tout à fait favorable
☐ assez favorable
☐ pas vraiment favorable
☐ pas du tout favorable
☐ indifférent

**9- D'une manière générale, vous sentez-vous … concerné(e) par le problème de la drogue dans votre ville ?**

☐ beaucoup
☐ assez
☐ peu
☐ pas du tout

**10- Parmis ces opinions opposées sur les "toxicomanes", avec laquelle êtes-vous le plus d'accord ?**

**A votre avis, quelqu'un qui consomme régulièrement des drogues par injection …**

| | D'accord | Pas d'accord |
|---|---|---|
| - est-il plutôt un malade | ☐ | ☐ |
| - est-il plutôt un parasite social | ☐ | ☐ |
| - est-il plutôt un délinquant | ☐ | ☐ |
| - représente-t-il une charge intolérable pour la société | ☐ | ☐ |
| - représente-t-il une difficulté parmi d'autres dans la société actuelle | ☐ | ☐ |
| - c'est quelqu'un à qui on peut faire confiance | ☐ | ☐ |
| - c'est quelqu'un à qui on ne peut pas faire confiance | ☐ | ☐ |
| - par son comportement, il représente un danger pour autrui | ☐ | ☐ |
| - par son comportement, il ne représente pas de danger pour autrui | ☐ | ☐ |

**11- Pensez-vous que …**

- les programmes d'échange de seringues ont un impact positif sur la prévention des risques auprès des toxicomanes ☐ Oui ☐ Non
- les programmes d'échange de seringues incitent à la consommation de drogues ☐ Oui ☐ Non
- l'incarcération est une alternative à la toxicomanie ☐ Oui ☐ Non

- les traitements de substitution ne font que remplacer un problème par un autre
☐ Oui ☐ Non
- les traitements de substitution ont un impact positif sur la prévention des risques auprès des "toxicomanes" ☐ Oui ☐ Non

**12- Parmis ces opinions, avec laquelle vous êtes d'accord ?**

☐ consommer des drogues depuis dix ans et garder son emploi, c'est possible
☐ être "toxicomane" et élever son enfant, c'est possible
☐ lorsqu'ils sont bien informés, les "toxicomanes" sont capables d'adopter des comportements sans risques par rapport au Sida et aux Hépatites
☐ il y a toujours des chances de sortir de la drogue, même après plusieurs échecs de thérapie

**13- Seriez-vous favorable à l'ouverture, dans votre ville, d'une structure permettant aux "toxicomanes" de s'injecter dans des conditions optimales d'hygiène ?**
☐ Oui ☐ Non

**14- Si Oui, pourquoi ? Si Non, pourquoi ?**

*MERCI DE VOTRE COLLABORATION*

# GUIDE THEMATIQUE D'ENTRETIEN A DESTINATION DES USAGERS

| | | |
|---|---|---|
| DATE : | LIEU : | PRENOM (FACULTATIF) : |
| AUTORISATION D'ENREGISTRER L'ENTRETIEN ☐ | | |

**sager**

- Sexe, age, niveau d'études, diplôme
- Habitation (type et ville), revenus (même illégaux), situation matrimoniale, enfants

**IH, VHB, VHC**

- Dernier test de dépistage VIH, VHB et VHC
- Sérologie VIH, VHB et VHC
- Partage, prêt, emprunt de seringues, cuillère, etc. ?
- Après utilisation, qu'est-ce que tu fais de ta seringue ?

**ecours aux soins**

- Substitution (Subutex®, Méthadone®, Sulfate de morphine : Médecine générale, CSST)
- Nombre de cure effectué
- Nombre d'hospitalisation psychiatrie
- Nombre d'hospitalisation en service de soins pour des raisons liés à la consommation de drogue

**roduit**

- Age de début de consommation
- Produits consommés et mode d'usage actuel (injecté, sniffé, fumé, gobé; seul, en groupe)
- Lieux de consommation
- Nombre d'injection par jour
- Financement du produit (vol, deale, prostitution, revenus légaux, etc.)
- Complications après une injection sur les 6 dernier mois (abcès, poussière, phlébite, overdose)
- Evaluation du risque

**BS avec salle d'injection à moindre risque**

- Depuis quand fréquentes-tu un SBS avec une salle d'injection à moindre risque ?
- Combien de fois y viens-tu ?
- Pourquoi fréquentes-tu cette structure ?
- Quand tu vas dans une SBS avec un local d'injection à moindre risque,
  - tu viens seulement faire un shoot,

- tu prends le temps de boire un café, manger, etc.
- tu prends le temps de discuter avec l'équipe ?

- Comment ressens-tu le faite de pouvoir t'injecter dans un local conçu pour cela ?
- Que t'apporte ce type de structure (avec local d'injection à moindre risque), à coté de l'offre (française) : Boutique et/ou Bus d'échange de seringues ?
- Cette structure (avec local d'injection à moindre risque) a-t-elle changé quelque chose pour toi ?
  - Consommation
  - Santé
  - Comportement préventif (Partage de seringues et matériels; Injection à l'extérieure, hygiène d'injection, etc.)
- Comment perçois-tu l'équipe ?

**Commentaires**

- Selon toi qu'est ce qui est bien et moins bien ?
- Qu'est ce que tu aimerais ?
- As-tu des remarques à faire ?

*Annexe 4*

**GUIDE THEMATIQUE D'ENTRETIEN
A DESTINATION DES PROFESSIONNELS
OEUVRANT DANS LE CHAMP DE LA TOXICOMANIE**

| | | |
|---|---|---|
| DATE : | NOM : | |
| PROFESSION : | | STRUCTURE : |
| AUTORISATION D'ENREGISTRER L'ENTRETIEN ☐ | | |

**Rôle / Fonction**

**Définitions de la Réduction des risques**

- Points positifs,
- Points négatifs, limites.

**SBS avec salle d'injection à moindre risque**

- Connaissance les salles d'injection à moindre risques de Suisse et notamment celles de Bâle.
- Vision de ces structures
  - en terme de santé publique,
  - en terme d'ordre public.
- Un certains nombres de toxicomanes du Haut-Rhin vont s'injecter dans ses salles, pensez-vous que cela à un impact sur :
  - leur consommation,
  - leur santé,
  - leur comportement préventif.
- Apport ce type de structure (avec local d'injection à moindre risque), à coté de l'offre Boutique, Bus d'échange de seringues
- Nécessité de créer des salles d'injection en France
  - pourquoi
- Comment imaginez-vous ce type de structure en France.

**Commentaires**

## *Liste des entretiens Usagers*

| Sexe | Age | Niveau d'études | Situation familiale | Revenus | Produits consommés | Durée de Consommation | Lieu de rencontre |
|---|---|---|---|---|---|---|---|
| M | 35 | BEP | Célibataire, sans enfant | RMI et revenus illégaux | Héroïne et cannabis | 12 ans | Boutique Bémol Mulhouse |
| M | 30 | BEP | Célibataire, 2 enfants pas à sa charge | RMI | Sous Subutex® (sublingual) et cannabis | 16 ans | Boutique Bemol Mulhouse |
| M | 44 | CAP | Vie en couple, 2 enfants dont 1 à sa charge | ASSEDIC | Sous Méthadone®, cocaïne et cannabis | 20 ans | Boutique Bémol Mulhouse |
| F | 41 | 3ème | Vie en couple Sans enfant | ASSEDIC | Héroïne, cocaïne et cannabis | 19 ans | Boutique Bémol Mulhouse |
| M | 26 | 5ème | Célibataire Sans enfant | RMI et revenus illégaux | Subutex® injecté | 10 ans | Bar |
| M | 22 | Bac | Célibataire Sans enfant | Salaire | Sous Méthadone® et cocaïne | 5 ans | Domicile |
| M | 18 | CAP | Célibataire Sans enfant | Revenus illégaux | Subutex injecté, cocaïne et cannabis | 3 ans | Squat |
| F | 26 | Bac | Célibataire 2 enfants pas à sa charge | RMI et revenus illégaux | Cocaïne et cannabis | 8 ans | Domicile |
| M | 38 | 3ème | Célibataire Sans enfant | RMI | Subutex® injecté et cocaïne | 20 ans | Squat |
| M | 29 | Bac | Vie en couple Sans enfant | Salaire | Héroïne, cocaïne et cannabis | 11 ans | Bar |

## *Liste des entretiens Usagers (suite)*

| Sexe | Age | Niveau d'études | Situation familiale | Revenus | Produits consommés | Durée de Consommation | Lieu de rencontre |
|---|---|---|---|---|---|---|---|
| M | 27 | CAP | Célibataire Sans enfant | Salaire | Héroïne et cocaïne | 6 ans | Bar |
| F | 22 | BEP | Célibataire 1 enfant à sa charge | Revenus illégaux et allocations | Subutex® injecté, cocaïne et cannabis | 6 ans | Domicile |
| M | 40 | 5ème | Célibataire 1 enfant pas à sa charge | RMI | Méthadone®, cocaïne et cannabis | 22 ans | Bar |
| M | 31 | BEP | Vie en couple Sans enfant | RMI | Subutex® injecté | 8 ans | Bar |
| M | 19 | Bac | Célibataire Sans enfant | Salaire | Héroïne, cocaïne et cannabis | 2 ans | Domicile |

## *Liste des entretiens Professionnels*

| Nom | Profession/ Fonction | Structure | Nom | Profession/ Fonction | Structure |
|---|---|---|---|---|---|
| Mme DILLMANN | Infirmière D.E. | Boutique Bémol ARGILE | Mme INGOLD | Educatrice spécialisée | ARGILE Mulhouse |
| Mme DARREYE | Médecin Hospitalier | ECIMUD Mulhouse | Melle APOLINAIRE | Assistante de service sociale | ECIMUD Mulhouse |
| M. TREMEAU | Médecin Psychiatre | CSST ALTER NATIVE | M. LEGO | Docteur en Pharmacie | Pharmacie Centrale LEGO |

***Profil de la population interrogée***

| Sexe | Age | Profession | Sexe | Age | Profession | Sexe | Age | Profession |
|---|---|---|---|---|---|---|---|---|
| M | 28 | Artisan | F | 40 | Conseillere sociale | F | 50 | Au foyer |
| F | 83 | Retraitée | M | 30 | Agent de fabrication | F | 32 | Mère au foyer |
| M | 30 | Technicien | M | 43 | Comptable | M | 38 | Agent SNCF |
| F | 74 | Retraitée | M | 40 | Ouvrier du Bâtiment | M | 30 | Responsable de magasin |
| M | 31 | Ingénieur informatique | F | 31 | Au foyer | F | 31 | Vendeuse |
| F | 63 | Au foyer | M | 45 | Ouvrier | M | 27 | Ingénieur Environnement |
| M | 57 | Professeur Education Nationale | F | 27 | Coiffeuse | F | 36 | Responsable de magasin |
| F | 31 | Sans emploie | F | 21 | Etudiante | F | 39 | Responsable commerciale |
| M | 27 | Enseignant | M | 35 | Sans emploie | F | 21 | Etudiante et vendeuse |
| F | 29 | Agent de propreté | M | 47 | Enseignant | F | 50 | Vendeuse |
| M | 33 | Chauffeur/Livreur | F | 45 | Au foyer | M | 31 | Travailleur social |
| M | 30 | Commerciale | M | 24 | Menuisier | F | 28 | Conseillere Informatique |
| F | 35 | Infirmière | F | 30 | Secrétaire | F | 25 | Vendeuse |
| F | 20 | Bijoutière | M | 50 | Ouvrier | F | 42 | Infirmière |
| F | 35 | vendeuse | F | 47 | Sans emploi | | | |

## *Les 10 départements les plus touchés à population égale (données 1997)*

| Département | Indicateur global | Indicateur Recours au système sanitaire et social (1) | Indicateur Stéribox® (2) | Indicateur Subutex® (2) | Indicateur Interpellations pour usage d'héroïne, cocaïne et ecstasy (3) | Indicateur Décès par surdose (3) | Indicateur Interpellations pour usage de cannabis (3) |
|---|---|---|---|---|---|---|---|
| Paris | 2,45 | 2,18 | 2,37 | 2,13 | 1,83 | 3,75 | 0,78 |
| Nord | 2,25 | 2,08 | 0,95 | 1,21 | 4,27 | 2,73 | 1,74 |
| **Haut-Rhin** | **1,92** | **1,29** | **1,99** | **2,57** | **1,25** | **2,49** | **1,18** |
| Pyrénées-Orientales | 1,84 | 1,42 | 2,80 | 2,43 | 1,77 | 0,79 | 0,82 |
| Hauts-de-Seine | 1,78 | 1,34 | 1,40 | 0,82 | 1,94 | 3,41 | 1,13 |
| Moselle | 1,69 | 1,71 | 1,72 | 1,56 | 2,72 | 0,73 | 1,01 |
| Alpes-Maritime | 1,68 | 2,00 | 1,94 | 1,92 | 1,96 | 0,57 | 1,36 |
| Seine-Saint-Denis | 1,58 | 1,40 | 1,13 | 1,16 | 0,98 | 3,21 | 1,13 |
| Hérault | 1,53 | 1,11 | 2,13 | 2,39 | 1,26 | 0,91 | 0,77 |
| **Bas-Rhin** | **1,52** | **0,92** | **2,24** | **2,20** | **1,07** | **1,18** | **0,66** |

Source des données : (1) S.E.S.I. ; (2) S.A.M.O.I.S./R.N.S.P. ; (3) O.C.R.T.I.S. (<http://www.drogues.gouv.fr>). Lecture : les recours dans le Haut-Rhin ont un poids dans l'ensemble des recours une fois et demi plus élevé que le poids de la population du Haut-Rhin dans l'ensemble de la population française (métropole uniquement).

## *Indicateurs de ventes d'outils de RDR sur 1996, 1997, 1998 et 1999*

| | 1996 | | 1997 | | 1998 | | 1999 |
|---|---|---|---|---|---|---|---|
| T. Haut-Rhin/TN Stéribox® | 1,8 | | 2,0 | | 2,0 | | 1,9 |
| T. Alsace/TN Stéribox® | 1,7 | | 2,1 | | 2,1 | | 2,1 |
| Tc Alsace/TcN du Stéribox® | | 2,3 | | 0,8 | | 1,2 | |
| T. Haut-Rhin/TN Subutex® | 2,8 | | 2,6 | | 2,5 | | 2,3 |
| T. Alsace/TN Subutex® | 2,6 | | 2,4 | | 2,4 | | 2,2 |
| Tc Alsace/TcN du Subutex® | | 0,8 | | 1,0 | | 0,6 | |
| T. Haut-Rhin/TN Méthadone® | 0,8 | | 2,1 | | 4,0 | | 4,6 |
| T. Alsace/TN Méthadone® | 0,8 | | 1,3 | | 2,1 | | 2,4 |
| Tc Alsace/TcN de la Méthadone® | | 2,7 | | 4,0 | | 1,6 | |

Les taux sont donnés pour 10 000 habitants de 20 à 39 ans. T. Haut-Rhin : taux du département du Haut-Rhin. T. Alsace : taux de la région Alsace. TN : taux nationale. Tc : taux de croissances. Source des données : S.I.A.M.O.I.S., In.V.S.

## *Indicateurs de risques socio-sanitaires en 1996, 1997, 1998 et 1999*

| | 1996 | | 1997 | | 1998 | | 1999 |
|---|---|---|---|---|---|---|---|
| T. Haut-Rhin/TN nouveaux cas de Sida | 0,4 | | 0,4 | | 0,3 | | 0,0 |
| Tc Haut-Rhin#/TcN# nouveaux cas de Sida | | 0,6 | | 1,3 | | 14,9 | |
| T. Alsace/TN nouveaux cas de Sida | 0,3 | | 0,4 | | 0,1 | | 0,6 |
| Tc Alsace#/TcN# nouveaux cas de Sida | | 0,6 | | 2,2 | | -143,4 | |
| T. Haut-Rhin/ TN décès par overdose | 1,3 | | 2,5 | | 0,6 | | 0,7 |
| Tc Haut-Rhin#/ TcN# décès par overdose | | -0,4 | | 2,3 | | 0,0 | |
| T. Alsace/ TN décès par overdose | 1,3 | | 1,7 | | 0,2 | | 0,3 |
| Tc Alsace#/ TcN# décès par overdose | | 0,6 | | 2,3 | | 2,0 | |
| T. Haut-Rhin/TN ILS héroïne | 2,0 | | 1,3 | | 1,3 | | 1,3 |
| Tc Haut-Rhin#/ TcN# ILS héroïne | | 2,4 | | 1,0 | | 1,1 | |
| T. Alsace/TN ILS héroïne | 1,6 | | 1,3 | | 1,7 | | 1,3 |
| Tc Alsace#/ TcN# ILS héroïne | | 2,0 | | 0,4 | | 2,2 | |
| T. Haut-Rhin/ TN ILS cocaïne | 0,4 | | 0,6 | | 0,5 | | 1,5 |
| T. Alsace/TN ILS cocaïne | 0,5 | | 0,4 | | 0,5 | | 0,8 |
| Tc Alsace#/ TcN# ILS cocaïne | | -0,3 | | 1,8 | | 14,0 | |

Les taux sont donnés pour 10 000 habitants de 20 à 39 ans. T. Haut-Rhin : taux du département du Haut-Rhin. T. Alsace : taux de la région Alsace. TN : taux nationale. Tc : taux de croissances. Tc # : taux de croissances, calculés à partir des données brutes, sans les rapporter aux populations des 20-39 ans. Source des données : S.I.A.M.O.I.S., In.V.S.

L'ALSACE

**Région**

**Samedi 24 février 2001**

## Des drogués domestiqués à Bâle

*La politique suisse en matière de toxicomanie privilégie l'aide à la survie des drogués par rapport à la répression. Elle est jugée exemplaire par une commission parlementaire du Conseil de l'Europe.*

Ils viennent ici comme d'autres vont au bistrot, tous les jours après le boulot. Les traits tirés et le regard hagard trahissant qu'ils sont en manque. Assis en file sur un long banc en bois, ils attendent d'être admis à tour de rôle dans la salle d'injection. Pour se schooter sans stress la dose de produit prohibé achetée à un dealer devant la « Gassenzimmer » (littéralement chambre de rue). C'est le nom que les Bâlois ont donné aux trois centres d'accueil pour toxicomanes ouvert depuis le début des années 90 dans la ville. Ce sont des « oasis de la drogue », des « zones franches » où la prohibition est mise entre parenthèses. Elles sont gérées par des associations d'aide aux toxicomanes et financées par les deux cantons de Bâle à hauteur de 2,4 millions de FS (10 millions de francs) par an. Les « Gassenzimmer » ont été créées dans le cadre d'un vaste programme d'aide à la survie, le quatrième pilier à coté de la prévention, la répression et du traitement, de la politique suisse en matière de toxicomanie.

## "Veiller que la consommation se passe dans de bonnes conditions"

La police estime à 2 500 le nombre des consommateurs de drogues dures à Bâle, dont 300 à 400 se rendent régulièrement dans les « Gassenzimmer ». Ces centres sont devenus des lieux de concentration des drogués à Bâle. Malgré l'interdiction de consommer dehors, ils sont nombreux à fumer de l'héroïne sur du papier alu, accroupis contre le mur sous l'œil indifférent d'un agent d'une société de surveillance qui contrôle l'entrée.

Le premier objectif n'est pas d'inciter à l'abstinence. « *Notre rôle est de veiller que la consommation de la drogue se passe dans de bonnes conditions d'hygiène et de sécurité* », explique Maurizio Reppuci, responsable depuis huit ans de la « Gassenzimmer » situé en face du parquet et de la nouvelle prison, au lieu-dit « Heuwaage ». Là où on pesait jadis les charrettes des paysans qui venaient livrer leurs produits en ville, on se « charge » aujourd'hui d'extraits de fleurs de coca et de pavot.

« *Coca ? Sugar ?* » A l'entrée de la salle d'injection, un employé du centre note sur un bloc la nature du produit que les drogués vont consommer librement. « *Pour pouvoir intervenir efficacement en cas de malaise* » indique le responsable. Le centre dispose d'une bouteille d'oxygène qu'on utilise pour les arrêts respiratoire. « *Cela arrive en moyenne quatre fois par mois* », indique Maurizio Reppuci. Pas de contrôle d'identité, « *sinon ils ne viendraient pas* ». Mais un règlement intérieur strict : « *Pas de trafic, pas d'alcool, pas d'armes, pas de mineurs* ». Ceux qui enfreignent les règles sont interdits de séjour.

La salle d'injection comprend cinq emplacements. C'est propre, c'est suisse. On se shoote à la chaîne avec des seringues stériles mises à disposition tout comme des pansements et des désinfectants. Ceux qui rapportent des seringues usagées reçoivent un lot neuf à emporter. Un médecin assure une consultation un jour par semaine, notamment pour soigner les abcès provoqués par les piqûres fréquentes.

Les cocktails d'héroïne et de cocaïne sont en vogue. Certains ajoutent du rohypnol dilué. C'est le cas de Guido, un habitué qui habite dans le canton de Bâle-Campagne. « *Je viens ici parce que c'est pratique. On trouve la dope sans devoir chercher longtemps »* déclare-t-il en chauffant la cuillère stérile sur une bougie.

## "Ici je fais un travail utile"

« *Nous sommes aussi là pour aider les gens qui souhaitent engager une thérapie et les orienter vers un centre de traitement* » précise Maurizio Reppuci. « *Si on fermait les Gassenzimmer, ils iraient de nouveau se shooter dans la rue ou dans les parcs, ce serait pire. Et le nombre de morts augmenterait de nouveau* ». Ses « *clients* » sont à 80 % des hommes entre 18 et 50 ans « *de toutes les couches sociales* ». La moitié a un emploi régulier.
« *Ici je fais un travail utile* » souligne Valérie une jeune Mulhousienne qui fait partie de l'équipe du centre. Les « Gassenzimmer » sont réservés en principe aux Suisses, mais les Français et les Allemands sont tolérés. « *On vient ici une fois par mois après la paie* » reconnaît un couple de Colmar, qui s'est mêlé sans problème à la file d'attente.
Guido sort de la salle d'injection en titubant, les yeux fermés. Une employée l'aide à s'asseoir à une table de la cafétéria. Elle lui parle, lui sert une soupe chaude avec un morceau de pain. Perdu dans l'univers de la drogue, Guido ne réagit pas. Le réveil sera brutal comme à chaque fois. Mais reviendra sans doute demain. C'est un drogué domestiqué. Comme les autres, il attendra sagement son tour sur le banc devant la salle d'injection. En Suisse, même les drogués sont disciplinés.

***Adrien Dentz***

## DESCRIPTION DU DROGENHILFEZENTRUM
(Sarrebruck - Allemagne)
- Avril 2000 -

**Adresse** Drogenhilfezentrum
Brauerstr. 39
66123 Saarbrücken - Allemagne
Tél. : +49 681 93818 0
Fax : +49 681 93818 25

## HISTORIQUE

Aide aux usagers de drogues par voie intraveineuse à Sarrebruck dans les années 80 :

- travail de l'association AIDS-Hilfe Saar au niveau de la prévention SIDA ;
- travail de l'Aktions-Gemeinschaft Drogenberatung e.V. (AGD : association de prévention et de soins des toxicomanies) au niveau de l'aide à la désintoxication et au sevrage ;
- la boutique HIFI (échange de seringues, café-contact). Porteur du projet : l'AGD en collaboration avec AIDS-Hilfe Saar.

Origine de ces diverses prises en charge due à l'existence d'une scène ouverte de consommation de drogues centrée sur le quartier Nauwieser, ainsi qu'à de massives protestations de mouvements de quartiers quant aux conséquences de la-dite scène ouverte.

Une assemblée générale de partenaires financiers –Région Saar, District de Sarrebruck et la Ville de Sarrebruck- travaille à la conception d'un centre d'aide aux usagers de drogues par voie intraveineuse (Drogenhilfezentrum), en association avec les futurs porteurs désignés de ce programme. Soutient du Gouvernement fédéral par l'attribution d'une subvention de 200.000 DM.

Ouverture du Drogenhilfezentrum de Sarrebruck en juillet 1992.

- **Objectifs du Drogenhilfezentrum**

- prise en charge de la dépendance aux drogues par une aide à la désintoxication et au sevrage ainsi que par une aide pragmatique à l'existence quotidienne de l'usager actif ;
- protection de la population envers les conséquences sociales concomitantes liées à l'existence d'une scène ouverte de consommation de drogues.

- **Restructuration du programme**

Fin 90, les partenaires financiers ainsi que les porteurs du programme se résolvent, suite à différentes raisons, à transformer le statut social du programme en société d'intérêt général à responsabilités limités. S'en suit la création du *Drogenhilfezentrum Saarbrücken gGmbH*, qui prend ses fonctions le 15 avril 1999.

**Sociétaires :**
- Association Aktions-Gemeinschaft Drogenberatung (AGD),
- Association AIDS-Hilfe Saar (AHS).

**Appareils :**
- Assemblée de sociétaire,
- Conseil d'administration : 6 membres, soit un représentant de chacun des sociétaires et des subventionneurs, plus un membre neutre,
- Gestion : 1 gestionnaire de programme.

**Coût :** 1.530.000 DM (plan social 2000).

**Subventionneurs :**

| | |
|---|---|
| - Saarland | 45,0 % |
| - District de Sarrebruck | 38,5 % |
| - Ville de Sarrebruck | 16,5 % |

**FONCTIONS**

Deux fonctions se dégagent des objectifs du Drogenhilfezentrum :

- aide à la désintoxication et au sevrage
- aide à la survie et réduction des risques liés à l'usage de drogues

**a) Aide à la désintoxication et au sevrage**

- Service de consultation : service par le biais de diverses possibilités de thérapies; préparation aux thérapies, négociations des thérapies et suivi des soins ultérieur à la thérapie

**b) Aide à la survie et réduction des risques liés à l'usage de drogues**

**- Fonctionnement de jour :**

- Comptoir de seringues : échanges de seringues.

- Café : salle de rencontre générale, repas de midi, distributeurs automatiques de boissons et de cigarettes, téléphone publique, distribution de fruits et de produits laitiers (dons en nature du « Saarbrücker Tafel »).

- Lieux sanitaires : w.c., lavabos, douches, machine à laver et sèche-linge.

- Friperie

- Salle d'injection : tout usager de drogues ayant signé un contrat stipulant les règles de fonctionnement de la salle d'injection avec le centre, peut consommer dans ce lieu des drogues provenant de l'extérieur du centre.

- Services de consultation : aides sociales – aide au logement, Caisse d'Allocation Familiale, ASSEDIC, etc., Adresse postale.

- Consultation de soins : soins des plaies et des veines, accompagnement lors de consultations médicales, aide à l'entrée en hospitalisation, etc.

**- Fonctionnement de nuit :**

- Notquartier : lieu d'hébergement d'urgence (12 lits), cuisine, alimentation, utilisation des lieux sanitaires, échange de seringues.

- Café de nuit pour femmes au sein de Notquartier : lieu de halte pour femmes avec des conditions particulières d'accès au Notquartier. Possibilité d'utilisation des diverses offres du Notquartier.

**PERSONNEL**

- 10 professionnel(le)s salarié(e)s :

- Gestion et Administration :
  - 1 gestionnaire de programme (mi-temps)
  - 1 secrétaire administrative

- Service de consultation :
  - 1 travailleur social (coordination des prises en charges)
  - 1 travailleuse sociale
  - 2 travailleurs sociaux
  - 1 psychologue diplômé (coordination du programme d'aide à la survie)

- Soins médicaux :
  - 1 infirmier (2/3 temps)

- Café : - 1 cuisinière
- 1 économe

- 30 travailleurs salarié(e)s (base horaire, maximum 20 heures hebdomadaires) :

- Surveillance : - Café, salle d'injection : 21 salarié(e)s
- Notquartier : 9 salarié(e)s

- services civils et 1 volontaire européens(ne) (SVE) :

- Surveillance : - Comptoir d'échange de seringues,
- Notquartier.

- Nettoyage des lieux extérieurs et aide à la gestion du matériel.

**HORAIRES D'OUVERTURE**

| | |
|---|---|
| - Comptoir d'échange de seringues, café et salle d'injection : | journaliers de 10h à 19h. |
| - Services de consultation : | journaliers de 10h à 17h (+ ainsi que convenu). |
| - Friperie : | du lundi au vendredi de 11h à 12h. |
| - Service de soins médicaux : | durant les heures de présence de l'infirmier (+ ainsi que convenu). |
| - Service de nuit : | journaliers de 21h à 10h. |

**Taux d'usagers de drogues français fréquentant la structure : 20 %**

**REGLEMENT INTERIEUR**

Les utilisateurs et utilisatrices de la salle d'injection du DROGENHIFLEZENTRUMS reconnaissent avoir pris connaissance du règlement intérieur :

1- L'utilisateur doit être majeur.

2- L'utilisateur doit être un injecteur expérimenté (il n'est pas "débutant"). La salle d'injection peut être utilisé seulement pour injecter (il est interdit de fumer, de sniffer, etc.).

3- Il est interdit de s'injecter en dehors de la salle d'injection. La place utilisé lors de l'injection doit être nettoyée et désinfectée.

4- L'utilisateur ne peut pas être substitué simultanément.

5- L'utilisateur ne peut pas se livrer au trafic de drogues et/ou en remettre et/ou en offrir.

6- L'utilisateur ne peut pas être violent.

7- L'utilisateur répond de la réalisation et des conséquences des injections dans la salle d'injection.

8- L'utilisateur doit apporter son produit dans la salle d'injection ; sans produit, il ne peut pas entrer dans la salle d'injection.

9- Les conseils du personnel de surveillance sont à suivre absolument dans la salle d'injection. L'utilisateur doit prendre la place qui lui est indiquée et quitter immédiatement la salle d'injection après l'injection (après le nettoyage et la désinfection de sa place).

10- L'utilisateur doit être disposé à remplir le formulaire d'enquête anonyme et à permettre au centre d'aide aux usagers de drogues, à analyser les données anonymement.

COUNCIL OF EUROPE — CONSEIL DE L'EUROPE
PARLIAMENTARY ASSEMBLY — ASSEMBLÉE PARLEMENTAIRE

# CONSEIL DE L'EUROPE
# ASSEMBLEE PARLEMENTAIRE

## Toxicomanie : conséquences sociales et réponses apportées dans les Etats membres

**Doc. 8989** **28 février 2001**
**Rapport** **Commission des questions sociales, de la santé et de la famille**
**Rapporteur :** **M. Paul Flynn, Royaume-Uni, Socialiste**

**Doc. 9149** **27 juin 2001**
**Rapport** **Commission des questions juridiques et des droits de l'homme**
**Rapporteur :** **M. Dick Marty, Suisse, Groupe libéral, démocrate et réformateur**

## Résumé

A l'évidence, il est urgent de réduire les dommages causés dans les Etats membres par les drogues, licites ou illicites. Moins évident, en revanche, est le moyen d'y parvenir. Diverses approches existent, que le présent rapport essaie de comparer. Certaines opinions largement répandues quant à l'effet des sanctions légales sur la consommation de drogues sont contestées. La conclusion est cependant que, du fait de l'insuffisance des données, il est extrêmement difficile d'établir objectivement l'efficacité des diverses approches adoptées pour limiter les dommages causés par la consommation de drogues. Tant que ce problème ne sera pas abordé, la politique en matière de drogue continuera de se faire dans le vide.

## Recommandation

1. L'Assemblée note avec préoccupation qu'en l'absence de statistiques fiables et comparables sur les conséquences sociales de la toxicomanie, il est presque impossible d'évaluer de manière objective, et avec un niveau élevé de certitude, le succès (ou l'échec) des différentes politiques suivies en matière de drogue. En conséquence, ces politiques sont élaborées sans aucun repère, et continueront de l'être tant que l'on ne disposera pas de données comparables et fiables.

2. Il ressort des statistiques disponibles que le niveau de consommation de drogue dans un Etat donné ne dépend pas de la sévérité des sanctions légales attachées à la possession et à l'utilisation de drogue dans cet Etat. Ou encore, pour exprimer la même conclusion en des termes légèrement différents: nous ne disposons d'aucune preuve permettant d'affirmer que les mesures de dissuasion prises pour lutter contre la drogue ont un quelconque effet sur la consommation de stupéfiants.

3. C'est pourquoi l'Assemblée recommande au Comité des Ministres d'encourager les Etats membres à réexaminer leurs politiques nationales en matière de drogue en s'orientant sur des objectifs réalistes, c'est-à-dire réduire autant que possible les conséquences sociales de la toxicomanie, plutôt que sur des objectifs irréalistes, c'est-à-dire la réduction du niveau de consommation de stupéfiants.

4. L'Assemblée estime louables les choix faits par les gouvernements des Pays-Bas et de la Suisse, dont les politiques en matière de drogue mettent l'accent sur la réduction des conséquences sociales de la toxicomanie.

5. L'Assemblée estime particulièrement louable l'action du gouvernement helvétique, qui est parvenu, depuis 1994, à stabiliser, puis à réduire le nombre de décès liés à la drogue.

6. L'Assemblée reconnaît et soutient les efforts entrepris par le Groupe Pompidou depuis sa constitution en 1971 et son intégration au Conseil de l'Europe en 1980.

7. L'Assemblée recommande au Comité des Ministres de charger ses comités compétents et invite le Groupe Pompidou, de faire tout ce qui est en leur pouvoir pour aider:

i. à mettre au point des indicateurs permettant de mesurer et de comparer les conséquences sociales de la toxicomanie en Europe;

ii. à collecter des données concernant ces indicateurs ainsi que les liens entre pauvreté et conséquences sociales de la toxicomanie. Il est nécessaire de normaliser à la fois les méthodes de recherche et les méthodes d'enregistrement des données;

iii. à identifier la nature des liens entre pauvreté et conséquences sociales de la toxicomanie dans les Etats membres;

iv. à faire en sorte que les leçons à tirer du succès de l'exemple suisse soient identifiées et apprises;

v. à encourager l'échange et la mise en œuvre de programmes de prévention, de méthodes de traitement et de programmes de réhabilitation fondés sur des faits établis.

8. Etant donné l'existence probable d'un lien de causalité entre pauvreté et conséquences sociales de la toxicomanie, l'Assemblée recommande au Comité des Ministres d'encourager les Etats membres à adopter des politiques en matière de drogue reflétant la connaissance de ce lien.

L'ALSACE **Région**

Mercredi 31 octobre 2001

# Drogues : contenir les risques

*Le pragmatisme suisse sur la réduction des risques pour les usagers de drogues finira-t-il par s'imposer à la France ? Une réflexion de fond qui a fait étape ? et peut-être un grand pas en avant ? hier à Mulhouse.*

En 1994 le Haut-Rhin a eu à déplorer 36 overdoses mortelles. Seize ans plus tard, en 2000, le nombre de décès liés à l'usage de drogues est tombé à dix dont cinq overdoses. Il n'y a pas que le Haut-Rhin. La mortalité parmi les consommateurs de drogues a baissé partout en France, de même que la criminalité. Cette amélioration est un des effets de la réduction des risques, menée par la France avec une réserve que n'ont pas ses voisins suisses et allemands, depuis quelques années. Une politique qui a conduit les pouvoirs publics à autoriser les drogues de substitution, à mettre en place des PES (Programmes d'échange de seringues) et à soutenir une quarantaine de structures dites à bas seuil d'accès, consacrées à l'accueil des usagers et à la réduction des risques. Il en fonctionne en Alsace, comme la boutique Bémol (Argile) qui a ouvert ses portes à Mulhouse en août 1996, le programme de Trait d'Union (Aides) qui a démarré un an plus tard toujours à Mulhouse, ou le service d'accueil des urgences à Colmar. L'étape suivante sera-t-elle d'adjoindre à ces structures à bas seuil d'accès (SBS) ou à d'autres des salles d'injection à moindre risque, sur le modèle de ce qui se passe, depuis plus de dix ans, en Suisse (trois « Gassenzimmer », littéralement des chambres de rue, à Bâle) et en Allemagne ?

## On y va, peut-être à reculons, mais on y va

Depuis hier, la question est sur la place publique. Elle y a été portée par une association d'usagers nouvellement venue sur la scène de la drogue, Ludic (pour Libres, usagers de drogues informés et citoyens), créée en février 2001 à Mulhouse. Celle-ci a réuni dans la cité du Bollwerk des acteurs des milieux de la santé et du monde associatif (Act Up, Aides, associations d'auto-support, etc.), venus de diverses régions de France. Parmi ceux-ci, Anne Coppel, responsable d'un centre de soins pour usagers de drogues, Émergence, à l'Espace Tolbiac (Paris 13e) et représentant l'Association française pour la réduction des risques. « C'est inattendu que Mulhouse soit la ville qui bouge la première, estime-t-elle, mais c'est sans doute dû à la fois à la perception de la réduction des risques et à la proximité de Bâle », où, comme on le sait maintenant, 5 % des utilisateurs des salles d'injection sont de la région frontalière française. L'association d'Anne Coppel est l'émanation d'un collectif de 50 associations regroupées sous la bannière « Limiter la casse » (Médecins du monde, Aides, Asud, etc.). C'est ce collectif qui a obtenu, en 1994, des pouvoirs publics une mesure de survie pour les toxicomanes : la mise en vente dans les pharmacies d'un kit, le Stéribox, adapté à l'usage de drogues injectables. C'est également d'un mouvement de la base, parmi les associations et les élus locaux, que peut venir, pour Anne Coppel, la prochaine étape de la réduction des risques. « Les salles d'injection sont un complément nécessaire aux boutiques. On y va, peut-être à reculons, mais on y va inévitablement. En France le peu qu'on a déjà fait, des produits de substitution comme le Subutex ou la Méthadone aux structures à bas seuil d'accès, a permis de réduire les overdoses mortelles et la criminalité. Les salles d'injection permettront de lutter mieux encore contre les infections, les dégradations physiques et psychiques et les prises de risque. Un jour ou l'autre, elles seront obligatoires, même s'il reste des problèmes énormes à résoudre comme les injections de Subutex. Mais il faut se donner les moyens de les créer de façon non pas idéologique mais technique et raisonnée ». Ainsi, pense Anne Coppel, la France aussi, « avec plein d'insuffisances », avance « dans la bonne direction. Celle qui accepte de voir et de gérer, au lieu de faire semblant de ne pas voir. Celle qui propose aux usagers de drogues une politique d'intégration plutôt qu'une politique d'exclusion ».

## Mulhouse 2002, ville candidate

Elle-même, dit-elle, n'imaginait pas « qu'en cinq ans la réduction des risques donne de si bons résultats. Et c'est par ses résultats qu'elle s'est imposée ». La suite du débat, hier, a établi la multiplicité des approches mais autant la volonté de réussir la réduction des risques, sans le recours ni à la provocation ni à la régression. Dans une recherche qu'il vient de mener à bien sur les usagers de drogues dans le Haut-Rhin (mention bien à la soutenance de thèse, fin septembre), Bernard Bertrand, éducateur spécialisé à la boutique Bémol à Mulhouse, écrit : « L'usage de drogues, sans être une situation normale, est une réalité des sociétés dites modernes. Les réponses apportées en matière de réduction des risques doivent s'inspirer de cette réalité et non se cantonner à l'application minimaliste d'outils (échange de seringues, substitution et répression) ». Bernard Bertrand, optimiste, pense que la première salle d'injection en France pourrait ouvrir l'an prochain à Mulhouse, ce que relayait à sa manière le slogan des tee-shirts portés par les membres de Ludic, disant : « Salle d'injection à moindre risque : Oui Mulhouse 2002, ville candidate » ? À l'issue de sa thèse, Bernard Bertrand propose dans sa conclusion : « Les associations de lutte contre le sida et de réduction des risques liés à l'usage de drogues ont été les premières à se mobiliser contre le sida, en distribuant dans l'illégalité des seringues aux consommateurs de drogues par voie intraveineuse. On peut se demander alors si ce ne sont pas les mêmes associations qui vont prendre les devants et créer sans autorisation, dans une logique de réduction des risques et des dommages, des salles d'injection à moindre risque ? ». Afin que, propose l'éducateur, « les pouvoirs publics réagissent ». Il y a dans le Haut-Rhin entre 2 500 et 3 000 consommateurs de drogues, pour une population de 708 000 habitants.

Les usagers de drogues en Suisse (ici à Bâle) sont autorisés à s'injecter les produits dans des « Gassenzimmer », littéralement des chambres de rue. Une pratique illégale en France.

***Daniel Schmitt***

**DNA**

**Dernières Nouvelles d'Alsace**

**Mercredi 31 octobre 2001**

## SOCIETE

# Mulhouse : salles d'injection pour toxicomanes ?

●●● *A quand l'ouverture de salles d'injection pour les toxicomanes ? L'association LUDIC, qui souhaite la création d'une telle structure à Mulhouse en 2002, organisait hier une journée débat sur ce thème. L'occasion de faire le point sur les pratiques toxicomaniaques dans le Haut-Rhin.*

« Oui Mulhouse 2002 – ville candidate partenaire officiel », tel était le slogan parodique ostensiblement arboré sur leur tee-shirt, hier au parc-expo de Mulhouse, par les membres de Libres, Usagers de Drogues Informés et Citoyens (LUDIC), organisateurs d'une journée à laquelle étaient conviés des intervenants venus de toute la France et de la Suisse voisine, pionnière en matière de salles d'injection.

Au delà de la provocation véhiculée par le sigle LUDIC et de l'ambiguïté de la position de cette jeune association mulhousienne vis-à-vis de l'usage de stupéfiants (on peut s'interroger sur la logique sous-jacente d'une structure qui prône à la fois le droit individuel à l'usage, nonobstant les drames personnels et familiaux causés par les drogues dures, et la prise en charge collective par la société de la prévention des risques liés à cet usage), la journée posait l'intéressante question de l'opportunité de la création de salles d'injection. Avec, au préalable, une présentation de la situation sur Mulhouse et Colmar depuis la mise en place en 1996 des programmes d'échange de seringues, des politiques se substitution et du maillage du terrain par les structures dites à "bas seuil", comme Trait d'Union ou la boutiques Bémol.

## Des avantages

Marie-Line Gérôme, coordinatrice Trait d'Union/Aides Alsace à Mulhouse, a souligné la forte diminution des overdoses mortelles dans le Haut-Rhin (passées de 36 en 1994 à 10 en 2000), la nette augmentation du nombre de toxicomanes suivis médicalement (de 689 à 2 208 dont 1 800 au Subutex) et le développement des programmes d'échange de seringues (1 902 à 64 875), notant également « *un faible taux de séropositivité* ». Le Dr Jean Rottner, du service des urgences de l'hôpital mulhousien, a mis en évidence la prédominance de l'hépatite C parmi les maladies contractées et présenté l'action de l'ECIMUD au sein de la structure hospitalière pour réunir les différents intervenants hospitaliers sur la toxicomanie dans un souci d'efficience.

Plus inquiétantes sont les conclusions de l'enquête réalisée auprès de 47 toxicomanes par injection, présentées par Christiane Dillmann, infirmière à Bémol et Argile. Il apparaît que 46 % déclarent avoir consommé des drogues en détention, que 77 % prennent en association subutex, benzodiazépines et alcool avec recherche de potentialisation. Au-delà de la permanence du comportement toxicomaniaque, l'enquête montre que les politiques de prévention sont loin d'avoir fait disparaître les comportements à risques. Des conclusions qui apportent de l'eau au moulin de LUDIC, au-delà de la difficulté morale à voir la société organiser elle-même l'injection de stupéfiants. Pour Bernard Bertrand, de LUDIC, les études montrent l'utilité de ces salles qui existent depuis 12 ans à Bâle. Associées aux structures d'accueil, elles offrent les avantagent d'une meilleure surveillance, d'une diminution des décès par surdose, d'une minimisation des risques par injection propre de la drogue.

Socialement, cette solution permet d'éviter les shootage sauvages dans les cages d'escalier et l'abandon de seringues dans des lieux publics. D'ailleurs, pour nombre d'intervenants, ces salles existent déjà de facto, des toxicomanes se fixant déjà en dépit des règlements dans les WC ou les douches des boutiques.

Alors à quand une telle salle à Mulhouse ? LUDIC a promis de prendre les devants si rien ne bougeait du côté des institutions. La Ville, représentée par le conseiller municipal délégué à la santé, Henri Metzger, s'est engagée à étudier la proposition.

***Grégoire Gauchet***

# TABLE DES MATIERES

OMMAIRE ... 11
VANT-PROPOS ... 13
NTRODUCTION ... 15
IETHODOLOGIE ... 23
1 Méthodes de collecte de données ... 23
1.1 Recherche de littérature ... 23
1.2 Enquêtes quantitatives ... 24
1.2.1 Enquête à destination des usagers de drogues ... 24
1.2.2 Enquête à destination de la population ... 24
1.3 Entretiens semi-directifs ... 24
2 Choix et situation géographique des structures ... 27
2.1 Choix des structures ... 27
2.2 Situation géographique des structures ... 28

REMIERE PARTIE
ONDITIONS D'INJECTION DANS LE HAUT-RHIN ... 29
CONTEXTE ... 31
1 Les indicateurs indirects ... 33
2 Evolution des recours ... 35
2.1 Evolution du nombre de personnes fréquentant les S.B.S. ... 35
2.2 Evolution du nombre de personnes en traitement de substitution ... 35
2.3 Evolution du nombre de sevrages ... 36
3 Evolution du nombre de séropositivité au V.I.H., de décès et d'overdoses non mortelles ... 39
3.1 Evolution du nombre de nouveaux cas de séropositivité au V.I.H. ... 39
3.2 Overdoses et décès ... 40
3.2.1 Evolution du nombre de décès liés à la consommation de drogues ... 40
3.2.2 Evolution du nombre d'overdoses ... 40
3.2.2.1 Evolution du nombre d'overdoses mortelles ... 41
3.2.2.2 Evolution du nombre d'overdoses non mortelles ... 41

II. SITUATION DE VIE, CONSOMMATION ET RISQUES CHEZ LES USAGERS DE DROGUES FREQUENTANT LES STRUCTURES A BAS SEUIL D'ACCES DU DEPARTEMENT DU HAUT-RHIN .......... 43
1 Méthodes .......... 43
2 Description des Structures à Bas Seuil d'Accès du Haut-Rhin .. 47
2.1 Mulhouse .......... 47
2.1.1 La Boutique Bémol .......... 47
2.1.2 Trait d'Union .......... 48
2.1.3 Les Totems .......... 49
2.2 Colmar : Le Programme d'Echange de Seringues du Service des Urgences des Hôpitaux Civils .......... 49
3 Résultats de l'enquête .......... 51
3.1 Participation et distribution des réponses par type de structure . 51
3.2 Situation de vie des usagers de drogues dans le Haut-Rhin .......... 52
3.3 Recours aux soins .......... 54
3.4 Relations avec les différentes Structures à Bas Seuil d'accès .... 55
3.4.1 Sur le Haut-Rhin .......... 55
3.4.2 A Bâle-Ville .......... 56
3.5 Dépistage et prévalence des infections (V.I.H., V.H.B., V.H.C.) .......... 56
3.6 Les poly-consommations : nouvelles problématiques .......... 57
3.6.1 Multiplication des produits consommés et évolution des modes d'usages .......... 57
3.6.2 Prix .......... 60
3.7 Du rituel à la prise de risque .......... 60
3.7.1 Partage de la seringue et du reste du matériel d'injection dans le dernier mois .......... 62
3.7.2 Reprise d'une seringue dans un container dans le dernier mois 64
3.7.3 Réutilisation de la seringue dans le dernier mois .......... 64
3.7.4 Fréquence des injections dans le dernier mois .......... 65
3.7.5 Caractéristiques de la dernière injection .......... 65
3.7.6 L'injection en solitaire .......... 65
3.8 Abcès, poussière, phlébite et overdose dans le dernier mois ..... 66
3.9 Utilisation du préservatif .......... 67

III. L'ORDRE PUBLIC ....69
1 Introduction ....69
1.1 La "scène" ....69
1.2 Objectifs et méthode ....69
2 Représentations du "toxicomane" ....71
3 Perception des Structures à Bas Seuil d'accès ....73
3.1 Le problème "drogue" par rapport à d'autres problèmes de quartier ....73
3.2 Structures à Bas Seuil d'accès connues par les habitants ....73
3.3 Nuisances perçues des Structures à Bas Seuil d'accès ....74
4 Répression policière ....77
5 Offre et récupération du matériel d'injection ....79
5.1 Offre de matériel d'injection ....79
5.2 Récupération du matériel d'injection usagé ....81

IV. SYNTHESE DES CONDITIONS D'INJECTION DANS LE HAUT-RHIN ....83

**DEUXIEME PARIE**
**STRUCTURE OFFRANT UN LOCAL D'INJECTION A MOINDRE RISQUE ....87**
I. OBJECTIFS ....89

II. SITUATION GEOGRAPHIQUE, HISTORIQUE, FONCTIONNEMENT ET DESCRIPTION DE LA SALLE D'INJECTION A MOINDRE RISQUE ....91
1 Situation géographique ....91
1.1 Bâle-Ville ....91
1.2 Gassenzimmer Spitalstrasse (I) ....91
2 Historique ....93
3 Fonctionnement ....95
4 Description de la salle d'injection à moindre risque ....97

III. PERCEPTIONS DE L'UTILITE D'UNE STRUCTURE A BAS SEUIL D'ACCES AVEC SALLE D'INJECTION A MOINDRE RISQUE ....99
1 Perceptions de l'utilité d'une S.B.S. avec salle d'injection à moindre risque par les professionnels ....99

2 Perceptions de l'utilité d'une S.B.S. avec salle d'injection à moindre risque par les Usagers de drogues.....101
3 Perceptions de l'utilité d'une S.B.S. avec salle d'injection à moindre risque par la population.....103

IV. DROIT FRANCAIS CONCERNANT LES STRUCTURES A BAS SEUIL D'ACCES AVEC SALLE D'INJECTION A MOINDRE RISQUE.....105

V. SYNTHESE ET DISCUSSION.....109

**CONCLUSION.....113**
**BIBLIOGRAPHIE.....117**
**GLOSSAIRE.....125**
**ANNEXES.....133**
Annexe Questionnaire à destination des usagers de drogues.....135
Annexe 2 Questionnaire à destination de la population.....141
Annexe 3 Guide thématique d'entretien à destination des usagers de drogues.....145
Annexe 4 Guide thématique d'entretien à destination des professionnels oeuvrant dans le champ de la toxicomanie.....147
Annexe 5 Liste des entretiens Usagers, liste des entretiens Professionnels et profil de la population interrogée.....149
Annexe 6 Les 10 départements les plus touchés à population égale (1997).....153
Annexe 7 Indicateurs de ventes d'outils de RDR sur 1996, 1997, 1998 et 1999.....155
Annexe 8 Indicateurs de risques socio-sanitaires en 1996,1997,1998 et 1999.....157
Annexe 9 Article de presse du 24 février 2001.....159
Annexe 10 Description du Drogenhilfezentrum.....163
Annexe 11 Rapport commissions du Conseil de l'Europe.....169
Annexe 12 Article de presse du 31 octobre 2001.....173
Annexe 13 Article de presse du 31 octobre 2001.....177
**TABLE DES MATIERES.....181**
**ADRESSES.....185**

# ADRESSES

**SUBSTITUTION**

*ALTER NATIVE*
9A, rue Schlumberger
68200 Mulhouse
Tél. : 03 89 59 27 28

*LE CAP Mulhouse*
4-6 rue Schlumberger
68100 Mulhouse
Tél. : 03 89 33 17 99

*LE CAP Saint Louis*
20, rue Ballon
68300 St Louis
Tél. : 03 89 70 14 14

*Antenne Locale Méthadone à Altkirch LE CAP*
Hôpital St Moraud
23 rue du 3ème Zouave
68134 Altkirch cedex
Tél. : 03 89 40 66 19

*ARGILE - Colmar*
15 rue Peyerimhoff
68000 Colmar
Tél. : 03 89 24 94 71
E-mail : argile@wanadoo.fr

**REDUCTION DES RISQUES**

*AIDES / Trait d'Union*
[illegible], rue du Havre
68100 Mulhouse
Tél. : 03 89 45 54 46
E-mail : traitdunion@evhr.net

*ARGILE / Boutique Bémol*
69, avenue Aristide Briand
68200 Mulhouse
Tél. : 03 89 59 87 60
E-mail : bemol.argile@libertysurf.fr

*Programme d'Echange de Seringues*
Service d'Accueil des Urgences
Hôpital Pasteur
39, avenue de la Liberté
68024 Colmar Cedex
Tél. : 03 89 12 45 26

**AUTO-SUPPORT**

*LUDIC*
69, avenue Aristide Briand
68200 Mulhouse
Tél. : 03 89 59 87 60
E-mail : drogues@ludic-mulhouse.org
Web: www.ludic-mulhouse.org

**APPARTEMENTS THERAPEUTIQUES**

*ARGILE - Colmar*
15 rue Peyerimhoff
68000 Colmar
Tél. : 03 89 24 94 71
E-mail : argile@wanadoo.fr

## FAMILLES D'ACCUEIL

*Réseau de Familles d'Accueil (REFA)*
Centre Hospitalier de Mulhouse
Hôpital du Hasenrain
Secteur de l'Ill (7) – Pavillon 20
87 avenue d'Altkirch – BP 1070
68051 Mulhouse Cedex
Tél.: 03 89 64 75 34 / 03 89 64 20 27

## E.C.I.M.U.D.

(*Equipe de Coordination et d'Intervention auprès des Malades Usagers de Drogues*)

Centre Hospitalier de Mulhouse
s/c du Secteur 7 de Psychiatrie Adulte
Pavillon 20 - Hasenrain
87 avenue d'Altkirch – BP 1070
68051 Mulhouse Cedex
Tél. : 03 89 64 75 15

Hôpital Pasteur
39, avenue de la Liberté
68024 Colmar Cedex
Tél. : 03 89 12 45 26

## STRUCTURES A BAS SEUIL D'ACCES AVEC SALLES D'INJECTION A MOINDRE RISQUE

*Kontakt- und Anlaufstelle Baselland*
Binningerstr. 4
4051 Basel
Suisse
Tél : +41 61 281 74 40

*Gassenzimmer Spitalstrasse*
Spitalstr. 32
4056 Basel
Suisse
Tél : +41 61 261 23 00

*Gassenzimmer Riehenring*
*(Doit changer d'adresse courant 2001)*
Riehenring 180
4058 Basel
Suisse
Tél. : +41 61 692 44 77

www.ingramcontent.com/pod-product-compliance
Lightning Source LLC
LaVergne TN
LVHW010934051026
849532LV00003B/974